DIE MOTORISCHEN VERRICHTUNGEN DES MENSCHLICHEN MAGENS UND IHRE STÖRUNGEN

MIT AUSSCHLUSS DER LEHRE VOM ERBRECHEN

VON

DR. EUGEN POENSGEN.

PREISSCHRIFT
GEKRÖNT VON DER MEDICINISCHEN FACULTÄT DER
UNIVERSITÄT STRASSBURG.

MIT EINEM VORWORT VON PROF. DR. KUSSMAUL.

STRASSBURG.
VERLAG VON KARL J. TRÜBNER.
1882.

Buchdruckerei von G. Otto in Darmstadt.

VORWORT.

Herr Dr. Poensgen hat mich gebeten, seine Schrift bei dem medicinischen Publikum mit einigen Worten einzuführen, welchem Wunsche ich mit Vergnügen nachkomme.

Das kleine Buch verdankt seine Entstehung einer Preisaufgabe, welche die medicinische Facultät der Universität Strassburg für das Schuljahr 1879/80 gestellt hat und die, da sie in diesem Jahre ungelöst blieb, für 1880/81 nochmals gestellt wurde. Sie fand diesmal eine Bearbeitung. Im Februar 1881 lief das Manuscript, das mit einigen Abänderungen und Zugaben im vorliegenden Buche abgedruckt ist, bei der Facultät ein, welche die Abhandlung als eine sehr gediegene Leistung für preiswürdig erklärte. Sie rühmte den ausserordentlichen Fleiss, mit dem der Verfasser ein ungeheures literarisches Material geordnet zusammengetragen, sowie das massvolle Urtheil, womit er dasselbe gesichtet hatte; sie hob ausserdem hervor, dass er die Lehre vom Merycismus durch werthvolle eigene Beobachtungen bereichert habe. So wurde denn die Arbeit bei dem feierlichen Rectoratswechsel an der Kaiser-Wilhelms-Universität am 29. April 1881 mit dem vollen Preise gekrönt. Als Verfasser ergab sich Herr Eugen Poensgen, Dr. med. aus Düsseldorf.

Das Thema, was die Facultät als Preisaufgabe gewählt hatte, war eine kritische Darstellung unserer Kenntnisse von den motorischen Verrichtungen des menschlichen Magens und deren krankhaften Störungen, mit Ausschluss der Lehre vom Erbrechen. Sie wünschte eine geordnete historische Darstellung dessen, was Physiologie und Pathologie auf diesem Gebiete im langen Laufe der Zeit zu Tage gefördert haben; sie verlangte nur dies und nicht mehr, keine eigenen Versuche und Beobachtungen, denn schon die Bewältigung der historischen Aufgabe erheischte, wie sie wusste, einen ungewöhnlichen Aufwand von Fleiss und Mühe, zumal da den Preisbewerbern nur der kurz gesteckte Termin eines Jahres zugestanden werden konnte.

Als die Facultät diese Preisfrage stellte, ging sie von der Erwägung aus, dass es eine nützliche Aufgabe wäre, auf einem Gebiete der Medicin, auf dem vielleicht mehr wie auf irgend einem anderen Meinungen, Hypothesen und dogmatische Lehrsätze in ungeheurer Zahl und voller Widersprüche wirr durcheinander aufgespeichert liegen, wenigstens historische Einsicht zu gewinnen. Niemand hat es bisher unternommen oder der Mühe für werth erachtet, hier die zur Orientirung nöthige literarische Ordnung zu schaffen und kein Mensch kennt sich desshalb hier recht aus. So sehen wir denn gerade auf diesem Gebiete immer wieder alte vergessene oder begrabene Lehren in neuen Gewändern auferstehen. Es ist gewiss wünschenswerth, die Rechtsansprüche vergangener Generationen an Lehrmeinungen und Lehrsätzen festgestellt zu sehen und jedem Physiologen und Arzte es möglich zu machen, sich hierin mit leichter Mühe zurecht zu finden. Sobald genau bekannt ist, welche Fragen und Aufgaben der Physiologie und Pathologie vorliegen, wie sie bis jetzt beantwortet wurden, und wie weit sie gelöst sind, erfährt jeder, der seine Kräfte an ihnen versuchen will, jene dankenswerthe Förderung, die für den Forscher darin besteht, dass er zunächst den Boden kennt, auf dem er zu arbeiten sich vorgenommen hat.

Gerade jetzt, wo Herr Dr. Johann Mikulicz seine epochemachenden Mittheilungen über Gastroskopie und Oesophagoskopie veröffentlicht hat, muss es allen denen, welche das Studium der Functionen und Krankheiten des Magens mit den neuen Hilfsmitteln sich zur Aufgabe machen werden, erwünscht sein, eine Schrift zu besitzen, wie die des Herrn Dr. Poensgen, woraus er bequem entnehmen kann, was über die motorischen Functionen des Magens und deren Störungen bis heute beobachtet, gedacht und wirklich festgestellt worden ist, und wo die Quellen all' der Hypothesen und Theorien zu suchen sind, an denen dieses Kapitel so reich ist. — So möge denn das Buch bei Physiologen und Pathologen eine freundliche Aufnahme finden!

Strassburg, 1. Mai 1882.

Dr. Kussmaul.

INHALT.

EINLEITUNG.

Der Magen hat in alter wie in neuer Zeit die Aufmerksamkeit einer grossen Zahl von Aerzten und Laien auf sich gelenkt.

Die alten Griechen bezeichneten ihn als den Eingeweidekönig und auch in den hippokratischen Werken begegnet man vielfach Stellen, die dem Magen eine ausgedehnte Herrschaft in der Thier-Oekonomie zuweisen (*192*. Bd. XIV, 1867, p. 88.)[1]

Trotz alledem blieben die Kenntnisse über die Thätigkeit des Magens bei der Verdauung, über das gegenseitige Verhältniss der bei der Verdauung mitwirkenden Factoren lange sehr gering. Erst seit dem Ende des vorigen Jahrhunderts und dem Anfang des unsrigen ist etwas mehr Klarheit in dieses Gebiet der Medicin gekommen, doch ohne dass bis jetzt ein definitiver Abschluss im einzelnen hat erzielt werden können. — Speciell über die motorischen Verrichtungen des Magens ist zwar viel geschrieben, bis jetzt aber wenig bestimmtes bekannt geworden, und Kussmaul bezeichnet sie und ihre krankhaften Störungen mit Recht als ein noch dunkles Gebiet der Medicin. Es sei gestattet, hier die eigenen Worte meines hoch verehrten Lehrers zu citiren. „Das Wenige, was wir von der peristaltischen Thätigkeit des Magens wissen, verdanken wir dem Thierexperiment; die klinische Beobachtung am Menschen hat fast nichts hinzugethan. Noch schlimmer ist es bestellt mit unserer Einsicht in

[1] Die liegend gedruckten Zahlen bezeichnen die Nummern des hinten angefügten Literaturverzeichnisses.

das Spiel der Muskelkräfte, die an der Ein- und Ausgangspforte des Magens, an Cardia und Pylorus, Verschluss und Oeffnung regeln; was darüber gelehrt wird, ist voller Lücken und Widersprüche" (*217*. Nr. 181 p. 1).

Im Folgenden will ich es versuchen, die Geschichte der Lehre von den motorischen Funktionen des Magens zu schreiben. Für künftige Forscher auf einem so vielfach bearbeiteten und doch noch so dunklen Gebiete ist es wohl nicht ohne Nutzen, die Entwicklung unserer heutigen Anschauungen zu kennen, zu wissen, welche Hypothesen man bereits aufgestellt, welche Wege man eingeschlagen hat, um ihre Richtigkeit zu prüfen, und welche Resultate man dabei gewonnen hat.

I. DIE LEHRE VON DEN MOTORISCHEN VERRICHTUNGEN DES MAGENS IN DER ZEIT BIS AUF HALLER.

α. PHYSIOLOGIE.

A. DIE MOTORISCHEN VERRICHTUNGEN DES MAGENS SELBST.

Im grauen Alterthum fasste man die Verdauung auf als eine Coctio, als eine Verarbeitung der eingeführten Speisen durch die Wärme des Körpers (Hippocrates).

Diese Anschauung hat lange Zeit hindurch eine herrschende Rolle gespielt und erst allmälig haben sich aus ihr diejenigen Ansichten entwickelt, denen wir heute huldigen. Man fügte zunächst nur hinzu, dass ausser der Wärme die Lebensgeister zur Verdauung beitragen und dass dann unter der gemeinsamen Einwirkung der Wärme und dieser Lebensgeister[1] die Speise gekocht (concoqui) und umgewandelt (alterari) werde. Man betrachtete den Magen als Receptaculum für Speise und Trank,[1] als instrumentum concoctionis,[2] und Galen theilte ihm vier Facultates zu. Die Nahrung wird zunächst durch die facultas attractrix aus dem Munde angezogen, in den Magen aufgenommen und hier mittelst der facultas retentrix festgehalten. Es kommt dabei zu einer allseitigen, gleichmässigen und festen Contraction des Magens auf den Inhalt, einer Comprehensio, so dass nirgend ein freier Raum übrig bleibt. Diese Retention dauert so lange, bis die Alteratrix ihre Wirkung vollendet hat, und es beginnt dann die Expultrix, welche in einer noch stärkeren

---

[1] Cicero *2*. — [2] Galen *3*. T. VII p. 65.

Einengung des Magens besteht, während zugleich an einer Seite eine Oeffnung den Austritt der Speisen gestattet.[1]

Die Rauhigkeiten und Falten der inneren Magenfläche unterstützen die facultas retentrix[2] und trennen in gewissem Masse die Theile der Nahrung, so dass der Verdauungssaft unmittelbarer einwirken kann.[3] Zu der allseitigen Umfassung und zu der Erwärmung bei der Verdauung tragen die umgebenden Organe, vor allem die Leber, dann aber auch Milz, Herz, Zwerchfell, Vena cava und das Netz nicht unwesentlich bei[4] und sie umgeben den Magen, wie das Feuer einen grossen Kessel.[5] Man soll sich deshalb nicht früher auf die rechte Seite legen, als bis die Verdauung vollendet und die Umfassung durch die Leber nicht mehr nothwendig ist.[6]

Auch die Austreibung der Speise in den Darm wird durch diese Organe unterstützt, besonders durch die Bewegung des Zwerchfells und der von diesem nach unten gedrängten Leber, die wie ein Pistill auf den Magen drückt.[7] Zwischen den Bauchmuskeln und dem bei der Athmung herabsteigenden Zwerchfell wird der Magen gleichsam wie zwischen zwei Händen gedrückt[8] oder er liegt wie in einer Presse[9]. Die normale Entleerung des Magens wird auch dadurch befördert, dass von Seiten der Leber und der Mesenterialvenen eine Anziehung auf die verdaute Speise ausgeübt wird.[10]

---

[1] Galen *3* T. III p. 270. 275 281. — Vergl. Fallopia *9.* p. 273; C. Hoffmann *22.* p. 234. 349; Ettmüller *40.* p. 94; Waldschmid *46.* T. II p. 123; Viridet *49.* p. 225; Glisson *56.* p. 301—305; P. Schwendi *61.* p. 7; Fagelius *14.*; Heurnius *15.*; Riolanus *16.* p. 480; G. E. Stahl *87.* p. 19. 20. — [2] Varolius *13.* p 64; Duncan *39.* p. 219; Glisson *56.* p. 304; Verheyen *71.* lib. I tract. II p. 46. — [3] Bohnius *65.* p. 140. — [4] Galen *3.* T. III p. 284 285. — [5] Fernelius *6.* p. 109; Vesalius *10.* p. 602. — [6] Avicenna *5.* lib. III Fen. XIII tract. III Cap. 9, p. 720, Annot. — [7] Mœbius *27.* p 199. 200, *28.* p. 48; Lamy *47.* p. 67; Wedelius *48.* p. 136. 253. 254; Viridet *49.* p. 235; Regius *50.* p. 169; Pecquetus *52.* p. 143. 148; Bekesteyn *66.* p. 5; Verheyen *71.* lib. I tract. II p. 157; Gunzius *113.* Bd. IV p. 738; Haguenot *113.* Bd. I p. 502. — [8] Galen cit. ex. *113.* I p. 278. — [9] Morgenbesser *113.* I p. 278. (Nur von Swalve (*55.* p. 62) wurde der Einfluss der Zwerchfellsbewegung auf die Entleerung der Speisen durch den Pförtner ausdrücklich bestritten.) — [10] Cardanus *12.* p. 319.

Im übrigen erfolgt die Entleerung des Mageninhalts nach oben oder nach unten, je nachdem die Cardia oder der Pylorus eröffnet wird,[1] je nachdem der Reiz nach der einen oder andern Oeffnung hin gerichtet ist. Nach W i l l i s[2] heben die queren Fasern bei ihrer Zusammenziehung den Fundus und die Seiten nach oben und engen so die Höhle stark ein. Der Austritt des Inhalts erfolgt dann nach unten oder nach oben, je nachdem die Zusammenziehung der Längsfasern am Pförtner oder an der Cardia anfängt; im ersteren Fall wird der ganze Inhalt nach dem Pförtner hingezogen und tritt in den Darm; im zweiten Fall entsteht Erbrechen. — Diese schwerfällige Hypothese wurde bald verdrängt durch die Annahme der antiperistaltischen Bewegung, die, wurmförmig wie die peristaltische, sich von dieser nur durch die Richtung unterscheide.[3] — D u n c a n[4] machte einen unglücklichen Versuch, beide Ansichten mit einander zu combiniren. — Auch sollen nach demselben Autor unter den Arzneistoffen die Emetica und Laxantia desshalb ihre specifische Wirkung haben, weil die einen die Cardia, die anderen den Pylorus reizen und die Längsfasern in der einen oder anderen Richtung zur Contraction bringen.

Erst sehr spät brach dann die Ansicht durch, dass die Magenbewegungen eine die Verdauung selbst direct befördernde Rolle spielen und dass sich der Magen während der Verdauung nicht nur einfach tonisch auf seinen Inhalt zusammenzieht, sondern vermittelst seiner Bewegungen die Speisen unter einander und mit dem Verdauungssaft mischt. Höchst interessant ist der Umstand, dass unter den älteren Autoren diese Lehre nur ein einziges Mal deutlich ausgesprochen wurde und zwar nicht von einem Mediciner, sondern von einem Philosophen, C i c e r o (*2.*) („tum adstringitur, tum relaxatur, atque omne, quod accipit, cogit et confundit"). Zu einer allgemeineren Geltung kam sie aber erst viel später[5] und gab dann allerdings Veranlassung zur Ausbildung der

---

[1] Galen *3.* T. III p. 281. — [2] *29.* p. 20—27, *30.* Sect. I p. 7—9; vgl. Bonotus *35.* p. 88. 97. — [3] Lindanus cit. in *31.* p. 85; Peyer *36.* p. 36. 37. — [4] *38.* p. 231—233. — [5] Peyer *37.* p. 112. 126. 127; Viridet

von Erasistratus[1] zuerst ausgesprochenen Lehre von der Trituration, auf die ich unten noch ausführlich zurückkommen werde.

Die Bewegungen sind schwach, wenn der Magen wenig enthält, und fehlen ganz, wenn er überfüllt ist. Wenn er halbvoll ist, sind sie sehr stark[2] und es kommt dann zum motus oblectans, wobei die Fasern in fröhlichem Spiel sich zusammen ziehen und erschlaffen, den Speisebrei bald wegstossen, bald aufnehmen, ihn so gleichmässig vertheilen und die Resorption erleichtern.[3] Die Peristaltik hat auch den Zweck, den Saft aus den Drüsen auszupressen[4] und sie wird in ihrer Einwirkung auf die Verdauung überhaupt unterstützt durch die passiven Bewegungen des Magens, die ihm von den umgebenden Organen und besonders von den Bauchmuskeln und dem Zwerchfell mitgetheilt werden.[5]

Was die verschiedenen Fasern des Magens angeht, so unterschied Galen nur längs verlaufende und transversale und glaubte, dass die ersteren, in der innersten Schicht liegend, der fac. attractrix, die letzteren in der mittleren Schicht liegend, der fac. retentrix und expultrix dienlich seien.[6] Die späteren Autoren verbesserten diese Ansicht, in-

---

49. p. 226; G. Chr. Wolff *67.* p. 9. 10; Langius *68.* P. I p. 84. 90 und P. III p. 295; M. Lister *90.* p. 140; Mich. Peaget *94.*; Kämpffer *101.* p. 8; Winslow *105.* p. 508; Arnold *113.* II p. 631. — [1] *1.* lib. I Procem. — [2] Bœrhaave *114.* T. I p. 169. — [3] Glisson *56.* p. 285—292: Der Magen hat eine doppelte active Bewegung, eine zur Zusammenziehung und eine zur Erschlaffung. Letztere besteht aber nur in einem Nachlassen (recessus) von der ersteren. Die peristaltische Bewegung ist dreifach: 1) nach unten, 2) nach oben, 3) gemischt. Diese letzte Art des motus peristalticus mixtus hat 3 Species: einen motus luctans aequalis, wobei der Inhalt fest umfasst wird, so dass er nicht austreten kann; einen motus luctans inaequalis, wobei die Masse hin und zurück getrieben wird, so dass ein motus fluctuans entsteht, und drittens einen motus oblectans. — Langguth (*527.*) behauptete, dass es überhaupt keine peristaltische Bewegung des Magens gebe (s. *115.* Bd. VI p. 272). — [4] Viridet *49.* p. 244; Fantonus *63.* p. 95; Brunn *96.* p. 90. — [5] Fantonus *63.* p. 93; Bekesteyn *66.* p. 5; Brunn *96.* p. 93. 94; Perrault *97.* Vol. I T. I p. 426; Winslow *105.* p. 508; G. de Rabours *111.* p. 3. 4; L. Peaget *112.* p. 4; Fr. Hoffmann *107.* T. III p. 141; Boerhaave *86.* Nr. 86; Haverus *59.* 1713. p. 546. — [6] Galen *3.* T. II p. 169, T. III p. 282; Sennertus *19.* Bd. I, T. II instit. med. lib. I p. 429.

dem sie nachwiesen, dass es ausser den geraden und queren auch schief verlaufende Fasern gibt,[1] denen man die Facultas retentrix zutheilte,[2] und dass die Bewegungsfasern des Magens alle in der mittleren musculösen Schicht gelegen sind.[3]

Dagegen stellte Fallopia die Behauptung auf, dass die Retention ein Effect des Pylorus sei und dass dabei die Fasern nur passiv helfen, indem sie sich ruhig verhalten. Die schiefen Fasern dienen ebenso der Expulsion, wie die queren Fasern, indem sich der Magen in gerader, schiefer und querer Richtung contrahirt.[4] Eine hauptsächliche Rolle spielen allerdings bei der peristaltischen Bewegung und bei der Austreibung die queren (spiraligen)[5] Fasern, welche auch die kräftigsten sind.[6]

Die geraden Fasern dienen nicht an und für sich der Anziehung, sondern sie erleichtern nur den Eintritt der Speise in den Magen, indem sie durch ihre Contraction den Weg verkürzen;[7] sie erleichtern auch den Austritt aus dem Magen, indem sie den Pförtner herabziehen und die Höhle des Magens in die Höhe heben.[8]

Nur das an der kleinen Curvatur verlaufende Längsfaserbündel trägt dazu nicht bei, denn durch seine Zusammenziehung werden die Oeffnungen verengert und einander genähert. Diese Fasern scheinen vielmehr die Antagonisten der

---

[1] Fernelius *6.* p. 87. 88. — [2] Fernelius l. c.; Duncan Liddelius *20.* p. 359; Sennertus l. c. — [3] Swalve *55.* p. 19. 20; Glisson *56.* p. 155; Stock *100.* p. 3. — [4] Fallopia *9.* p. 262. 273 – 275; Duncan Liddelius *20.* p. 358. 363; Bauhinus *23.* p. 310. 311; Highmorus *43.* p. 21. — [5] Santorinus *79a.* Cap. IX § 6; Bœrhaave *86.* Nr. 81, *114.* T. I p. 164. 165; Arnold *113.* II p. 631. — [6] Mœbius *27.* p. 151; Duncan *39.* p. 221; Zollikofer *54.* p. 27; Fantonus *63.* p. 95; Fr. Hoffmann *107.* T. I. p. 64. — [7] Fabricius ab Aquapendente *21.* p. 22. 23. (Factisch finde aber eine Anziehung jedenfalls statt, da die Speisen oft ungenügend zerkaut und wider unsern Willen hinabgerissen werden (Galen *3.* T. II p. 180; Fabricius *21.* p. 56). — Nach Avicenna wird die Attraction durch den Oesophagus besorgt (*5.* lib. III fen. XIII p. 682) — Gegen die Annahme der facultas attractrix hat sich nur Glisson (*56.* p. 301–303. 399.) erklärt, der aber noch eine fac. receptiva und distributiva besonders unterscheidet). — [8] Viridet *49.* p. 234.

übrigen zu sein, indem sie den Austritt des Inhalts verhindern, während jene den Magen einengen.[1]

Die dann in der zweiten Hälfte des 17. und zu Anfang des 18. Jahrhunderts in grösserer Zahl, mit grösserer Sorgfalt und mit besseren Methoden angestellten Vivisectionen ermöglichten eine etwas genauere Kenntniss der Magenbewegungen. Die Untersuchungen von Wepfer (*58.*) sind desshalb hier weniger zu verwerthen, weil er stets Reizmittel anwandte und also nie Gelegenheit hatte, auch nur annähernd normale Bewegungen zu sehen. Bedeutend werthvoller sind für uns die Experimente von B. Schwartz.[2] Er fand die Bewegungen gewöhnlich nur schwach, oft ganz unmerklich. Sie sind nicht continuirlich, fangen gewöhnlich am Pylorus an, gehen selten über diesen hinaus und verbreiten sich andererseits nach links bis zur Mitte des Magens, — oder umgekehrt vom Fundus nach dem Pylorus hin. Durch aufeinanderfolgende Zusammenziehungen und Erschlaffungen bilden sich Vertiefungen und Erhebungen, grössere oder kleinere, mehr oder weniger ausgeprägte Wellen.[3]

Wepfer war der erste, welcher eine grössere Zahl von Vivisectionen an Wölfen, Hunden und Katzen anstellte, die er mit Radix cicutæ aquaticæ, rad. Napelli, Kokkelskörnern und Antimonpraeparaten vergiftete. Wenn er auch so nicht Gelegenheit hatte, normale Bewegungen zu studiren, so sind seine Resultate doch für die pathologischen Bewegungen und besonders für die Lehre vom Brechakt von grosser Bedeutung. Er beobachtete die Zusammenziehung des Pförtners und des Pförtnertheils bei dem Erbrechen (*58.* p. 152. 168. 250), ferner die peristaltische und antiperistaltische Bewegung und die vor der Zusammenziehung stattfindende Aufblähung. Einmal sah er die antiperistaltische Bewegung im Duodenum anfangen und über den Pförtner sich auf den Magen verbreiten (p. 185). Die peristaltische Bewegung sei auch nach dem Tode eventuell noch zu sehen (p. 89), werde aber durch Aufhebung des Einflusses des Gross- und Kleinhirns vernichtet (p. 90). — Das Flüssige werde schneller als man gewöhnlich glaube

---

[1] Verheyen *71.* lib. I Tract. II p. 55. 56; Bœrhaave *86.* Nr. 81, *114.* T. I p. 165; Heister *106.* T. I p. 213. 214; Arnold *113.* Bd. II p. 631. — [2] *113.* Bd. I. — [3] *113.* Bd. I p. 337. 338. (Man vgl. auch Haguenot *113.* I p. 488 ff., der die antiperistaltische Bewegung nie gesehen haben will — p. 493; sowie Fœlix *113.* VII p. 89—94; Fr. Hoffmann *107.* T. I p. 64.)

aus dem Magen entleert, das Dickere aber allmälig und langsam, ohne grosse Anstrengung durch den Pförtner in das Duodenum getrieben (p. 86. 87). — Häufig sah Wepfer die circuläre Einschnürung an der Grenze des Antrum pylori oder in der Mitte des Magens (p. 152. 154. 168. 177. 179. 205).

B. DIE MOTORISCHEN VERRICHTUNGEN DER CARDIA.

Die Cardia ist an sich weiter, wie der Pförtner, weil durch sie eventuell auch noch nicht ganz zerkleinerte Speisen müssen durchtreten können. Während der Verdauung bleibt sie geschlossen.[1] Der Verschluss soll verhindern, dass die Dämpfe aus dem Magen aufsteigen; denn diese tragen viel zur Verdauung bei, — gleichwie man auch zum schnellen Kochen die Töpfe mit Deckeln bedeckt.[2] Der Verschluss der Cardia ist constant, unabhängig von der Sättigung und vom Appetit,[3] und findet auch bei leerem Magen statt, wie die Morgens auftretenden Ructus beweisen. Denn wenn die Cardia offen wäre, könnte die Luft nur ganz allmälig austreten. Normal werden sogar die sauren Magengase zurückgehalten, denn die in den Oesophagus eingegossene Lakmustinctur wird nicht entfärbt.[4] Die Cardia verhindert also das Regurgitiren der Speisen und öffnet sich nur, wenn ein Bissen von oben andrängt.[5]

Die Bewegung, welche den Verschluss bewirkt, ist unabhängig vom Willen.[6] Der Verschluss wird ermöglicht durch die circulären, die Cardia umziehenden Fasern, die den queren Fasern des Oesophagus entsprechen.[7] Diese Fasern finden sich an der Cardia nicht bei allen Thieren, sondern regelmässig nur bei solchen, die von fester Nahrung leben.[8] — Ausserdem wirken die an der kleinen Curvatur verlaufen-

---

[1] Galen *3*. T. XIV p. 717. T. III p. 280. 281; Gorræus *17*. p. 86. — [2] Bauhinus *23*. p. 308; Th. Bartholinus *31*. p. 68. 69. — [3] van Helmont *24*. p. 183. — [4] Viridet *49*. p. 224. — [5] Mœbius *27*. p. 139; Ettmüller *40*. p. 94; Glisson *56*. p. 130. 149; Verheyen *71*. lib. I tract. II p. 54; Rast *93*. p. 11. — Gegner dieser Ansicht ist Wedelius *48*. p. 240. — [6] van Helmont *24*. p. 349. — [7] Fallopia *9*. p. 261; Ettmüller *40*. Cap. VI p. 89. 90; Highmorus *43*. p. 20; Zollikofer *54*. p. 6; Swalve *55*. p. 23. — [8] Viridet *49*. p. 222. 223.

den Längsfasern verengernd auf die Cardia (s. o.). In passiver Weise wird sie durch die bei jedem Athemzug stattfindende Zusammenziehung der Zwerchfellspfeiler verschlossen,[1] sowie endlich dadurch, dass an dieser Stelle eine Krümmung des Kanals stattfindet.[2]

C. DIE MOTORISCHEN VERRICHTUNGEN DES PYLORUS.

Nachdem die Speise in den Magen aufgenommen ist, zieht sich auch der Pförtner fest zusammen und bleibt während der Verdauung geschlossen. Er ist der Janitor justus,[3] der Rector,[4] der die Nahrung fest hält, sich nach vollendeter Verdauung öffnet und nur die chylificirte Nahrung durchtreten lässt; nur selten treten feste Theile, z. B. Ringe und Münzen, hindurch.[5] Er ist umgeben von einem dicken, kreisförmigen, sphincterartigen Muskel, durch den er je nach dem Antrieb der Natur geschlossen und geöffnet, verengt und erweitert

---

[1] Bohnius *65*. p. 140; Senac *60*. 1729. p. 129; Bœrhaave *86*. Nr. 75, *114*. T. I p. 105. 172; Segnerus *83*. 1733. p. 370; Heister *106*. T. I p. 214; Morgenbesser *113*. Bd. I p. 274. — [2] Heister *106*. T. I p. 214. — [3] Galen *3*. III p. 280. — [4] van Helmont *24*. p. 181; Ettmüller *40*. p. 94. — Die Lehre von dem Pylorus Rector ist besonders von van Helmont ausgebildet worden. Der Pförtner sei ausgerüstet mit eigener Machtvollkommenheit und habe eine monarchalische Gewalt; die übrigen Fasern müssen seinem Winke folgen. Er besitzt ein eigenes Urtheilsvermögen, arbitrium, infolge dessen er sich immer nur so verhält, wie es ihm selbst gut scheint. Wenn er sich nach vollendeter Verdauung öffnet, so thut er das nicht, weil er durch den Chylus gereizt wird, sondern weil er über die Vorgänge im Magen Kenntniss hat und die Verdauung leitet. Auch die Brechbewegungen geschehen auf Geheiss des Pylorus. Er ist dabei geschlossen und eröffnet sich desshalb nicht, weil er es für nachtheilig für die Gesundheit hält, wenn der Inhalt in den Darm austreten würde (*24*. p. 181—183). — [5] Galen *3*. T. III p. 280. 281, T. II p. 153. 156. 157, T. VII p. 167; Avicenna *5*. p. 683. 720; Fernelius *6*. p. 15. 16. 108. 110; Fallopia *9*. p. 273. 275; Duncan Liddelius *20*. p. 85; C. Bauhinus *23*. p. 309; Th. Bartholinus *31*. p. 69; Muralto *36*. p. 55; Duncan *39*. p. 220; Highmorus *43*. p. 21; Zollikofer *54*. p. 7; Winslow *105*. p. 508; Haguenot *113*. I p. 497; Morgenbesser *113*. I p. 277.

werden kann.[1] Sein Lumen wird ausserdem verengt durch eine vor ihm gelegene Drüsenmasse.[2] Bei der Oeffnung weichen diese drüsigen Tuberkel auseinander[3]; sonst wirken sie wie ein Pfropfen und lassen selbst Darmgase nicht durchtreten.[4]

Ausserdem findet sich am Pförtner eine Klappe, die vielleicht von grosser Bedeutung für den Verschluss ist.[5]

Der Verschluss wird ferner dadurch erleichtert, dass der Pylorus nicht tief unten liegt, wie man früher allgemein glaubte, sondern ziemlich hoch oben sich befindet, so dass die Speisen, um zu ihm zu gelangen, wieder aufwärts steigen müssen.[6] Desshalb braucht er nicht wie ein Riegel zu wirken und wird nicht durch das auf ihm ruhende Gewicht der Speisen eröffnet.[7] Dagegen trägt die Zusammenziehung des Magens zu seiner Eröffnung bei,[8] während er selbst die Speisen anzieht und anschlürft.[9] — Der Pförtner liegt übrigens weniger hoch, wie die Cardia.[10]

Der Uebergang in das Duodenum geschieht nicht in gerader Richtung, sondern mit einer ziemlich starken Krümmung.[11] Doch ist diese Krümmung weniger stark, wenn der Magen gefüllt ist, und es kann dann leicht das Breiige austreten, während die dicken und festen Massen zurückbleiben.[12] Der Austritt der Speise erfolgt nemlich nicht auf einmal, sondern in kleineren Portionen, nachdem das besser Verdaute

---

[1] Bauhinus *23*. p. 309; Ettmüller *40*. p. 94; Glisson *56*. p. 149; Verheyen *71*. lib. I p. 54; Stahl *88*. T. II p. 153; Fr. Hoffmann *107*. T. I p. 65. — [2] Galen *3*. T III p. 281. — [3] Fernelius *6*. p. 16. — [4] Bohnius *65*. p. 141; Willis *29*. p. 26. — Nur Vesalius (*10*. p. 597) bestreitet, dass die drüsige Masse am Pylorus zu dessen Verschluss mit beitrage. — [5] Highmorus cit. *27*. p. 145 und *43*. p. 20; Fantonus *63*. p. 85. 86. — [6] Vesalius cit. *27*. p. 146; Varolius *13*. p. 64; C. Hoffmann *22*. p. 81; Bauhinus *23*. p. 309; Moebius *27*. p. 145. 146; Viridet *49*. p. 235. — [7] Moebius *27*. p. 146; Viridet *49*. p. 225. — [8] M. Lister *90*. p. 140; Chr. Fr. Rast *93*. p. 11. — [9] Moebius und Walaeus 27. p. 146; Horlacher *57*. p. 19. — [10] Boerhaave *86*. Nr. 83. — [11] Willis *29*. p. 26; Th. Bartholinus *31*. p. 69; Paulus Ammanus *32*. p. 70—71, „incurvatio pylori"; Ettmüller *40*. p. 89. 90. — [12] Boerhaave *114*. T. I p. 181.

sich in dem dicht vor dem Pförtner gelegenen Antrum pylori (Willis) angesammelt hat.[1]

Zugleich soll er den Rücktritt des Darminhalts verhindern.[2] Doch treten nicht selten Galle und sogar Faeces hindurch.[3]

β. PATHOLOGIE.

A. DIE PATHOLOGIE DER MOTORISCHEN VERRICHTUNGEN DES MAGENS.

Die Facultas attractrix kann krankhaft sein, indem sie entweder zu schwach, d. h. beschwerlich und zu lange dauernd, oder infolge von Zittern, Krampf oder Erschütterung verdorben ist.[4] Wenn der Magen die Speise gar nicht anziehen kann, so nennt man dies Paralyse des Magens.[5] Wenn der Magen so schwach ist, dass er die Nahrung nicht gut umschliesst (comprehendere), so bleibt ein freier Raum zwischen ihr und der Magenwand und es entstehen Flatus. Dann bleiben Speisen und Getränke zu lange im Magen.[6]

Die Erschlaffung und Schwäche des Magens ist Folge einer zu starken Verdünnung der Magenwand,[7] oder einer Vernichtung der Falten und Runzeln der innersten Schicht,[8] oder wiederholter krampfhafter Zusammenziehungen, durch die der Tonus des Organs gebrochen wird.[9] Sie entsteht ferner im Sommer infolge zu grosser Hitze,[10] oder nach schweren Krankheiten,[11] nach Ueberfüllung des Magens,[12]

---

[1] Willis *29.* p. 27, *30.* p. 9; Swalve *55.* p. 23. 59. 60; Glisson *56.* p. 149. 399; Horlacher *57.* p. 7. 18; Boerhaave *86.* Nr. 83. — Man vergl. auch: van Helmont *24.* p. 182; Moebius *27.* p. 197. 198; Wedelius *48.* p. 240; Winslow *105.* p. 506. — [2] Glisson *56.* p. 149; Fantonus *63.* p. 85. 86; Haguenot *113.* T. I p. 497. — [3] Galen *3.* T. VII p. 219; Reinhard *62.* § 3; Riverius *26.* p. 268; Th. Bartholinus *31.* p. 69. — [4] Galen *3.* T. VII p. 65. — [5] *3.* T. VII p. 218. — [6] Galen *3.* T. II p. 153, T. VII p. 67; Avicenna *5.* lib. III p. 689. 716; Fernelius *6.* p. 279; Gordonius *7.* p. 438. 462. 463; Galeatius *8.* p. 107. 50; Highmorus *44.* p. 137. 194. — [7] Schenk *18.* p. 595; Viridet *49.* p. 236. — [8] Bonetus *35.* p. 53. 60; vergl. Duncan *39.* p. 219. — [9] Viridet *49.* p. 235, cit. *198.* p. 7. — [10] Hanneken *70.* p. 23. — [11] Horlacher *57.* p. 28. — [12] Wolff *67.* p. 14.

zumal mit sehr flüssigen Speisen,[1] oder nach Missbrauch von gewissen Arzneien, besonders Eisenpräparaten und Laxantien.[2] Sie ist ein unheilbares organisches Leiden und besteht darin, dass der Magen erweitert ist,[3] sich nicht mehr verkleinern, noch genau an die Speisen anlegen kann.[4] — Die Folge sind Verdauungsstörungen.[5]

Wenn dagegen die Umschliessung zu kurze Zeit dauert, ist die Verdauung unvollständig und die Speisen werden zu schnell herausgetrieben.[6] — Störungen der Vis retentrix führen zu Vibration, Palpitation, Convulsion, Tremor des Magens oder zu Fluctuation der Speisen und zu Lienterie.[7]

Da das an der kleinen Curvatur verlaufende Längsfaserbündel sich um so stärker contrahirt, je mehr der Magen gefüllt ist, so kann sich der überfüllte Magen nicht entleeren, sondern bleibt so bis zum Tode oder bis diese Fasern gelähmt sind.[8]

Singultus, Ructus, Nausea, Erbrechen, Cholera und die Affectio coeliaca sind als Störungen der Facultas expultrix aufzufassen.[9] — Die Cholera ist eine krampfhafte Bewegung des Magens und der Därme, wodurch die schiefen und queren Fasern contrahirt werden, so dass sie den Inhalt nach oben und unten austreiben.[10]

Krankhafter Weise kommen ausser den Krämpfen und convulsivischen Bewegungen[11] noch zitternde (tremuli), zuckende (palpitantes) und erschütternde (concussivi) Bewegungen am Magen vor.[12]

Durch zu starke heftige Zusammenziehung der Fasern wird das Hungergefühl,[13] durch krampfhafte Zusammen-

---

[1] Cardanus *12.* p. 562; Ettmüller *41.* p. 117. — [2] Geuder *45.* p. 77; Horlacher *57.* p. 28. — [3] Bonetus *35.* p. 60. — [4] Schenk *18.* p. 595; Riolanus *25.* p. 125 cit. ex *198.* p. 6; Moebius *27.* p. 200, *28.* p. 178. — [5] Rau *102.* p. 6. — [6] Galen *3.* T. VII p. 68; Duncan Liddelius *20.* p. 359. — [7] Moebius *28.* p. 176. — [8] Boerhaave *114.* T. I p. 165. — [9] Sennertus *19.* Bd. II, T. IV p. 399. — [10] Regius *51.* p. 49. — [11] Langius *68.* T. III p. 295. — [12] Galen *3.* T. VII p. 215. — [13] Highmorus *43.* p. 24. 25, *44.* p. 183. 184; Langius *68.* T. I p. 77. T. II p. 5.

ziehung der Dolor torminosus[1] und der Magenkrampf veranlasst.[2]

Vielleicht ist als Ursache dieser krampfhaften Zusammenziehung eine krankhafte Reizbarkeit und Empfindlichkeit des Magens anzusehen.[3]

Ausserdem gibt es aber auch eine Cardialgia flatulenta, die durch zu grosse Auftreibung des Magens mit Gas entsteht.[4] Vergl. Junker,[5] der als Grund der Cardialgie eine abwechselnde Erschlaffung und Anspannung des Magens ansieht.

B. DIE PATHOLOGIE DER MOTORISCHEN VERRICHTUNGEN DER CARDIA.

Durch Intemperies humida, Katarrhe und häufiges Erbrechen wird eine Erschlaffung des Oesophagus veranlasst, die auch dessen unteren Theil und die Cardia mit betrifft. Der ungenügend verschlossene Magen hält dann den Inhalt nicht ordentlich fest, so dass die Gase zum Kopf aufsteigen.[6]

Auch bei Schwachen und Hungernden steht die Cardia offen,[7] und bei Trunkenbolden, die immer nach dem aufsteigenden Wein riechen.[8] Fette und ölige Speisen schwimmen im Magen oben auf und erschlaffen die Cardia, so dass sie sich nicht fest contrahiren kann,[9] — besonders dann, wenn jene Speisen nach der übrigen Mahlzeit genossen werden.[10]

Durch Ekel und Nausea wird die Cardia bei Fieber und im Beginn von Magenkrankheiten geschlossen gehalten.[11] Desshalb ist auch beim Ekel das Schlucken so erschwert und bei Nausea wird oft das Verschluckte wieder heraufgewürgt,

---

[1] Stock *100.* p. 4. — [2] M. M. Müller *98.* p. 5. 7; Habicht *103*; Fr. Hoffmann *107.* T. III p. 141; Walch *108.* p. 9. 10. — [3] Spieckermann *110.* p. 16. — [4] Habicht *103.* praeside Fr. Hoffmann. — [5] *109.* cit. *108.* p. 13. — [6] Sennertus *19.* Bd. II T. IV Practica lib. III p. 366. — [7] van Helmont *24.* p. 181. — [8] Viridet *49.* p. 225. — [9] Moebius *27.* p. 139. 140. — [10] Behrens *89.* p. 295; Ettmüller *41.* p. 121; vgl. Duncan *38.* p. 237. 238. — [11] van Helmont *24.* p. 183; Waldschmid *46.* T. II p. 302.

weil es nicht durch die fest verschlossene Cardia in den Magen eindringen kann.[1]

Heftige und besonders krampfhafte Zusammenziehung der Cardia kann Ursache der Cardialgie sein.[2] — Auch bei Cholera humida kommt es zu unregelmässigen Zusammenziehungen an Cardia und Pylorus.[3]

C. DIE PATHOLOGIE DER MOTORISCHEN VERRICHTUNGEN DES PYLORUS.

Auch der Pförtner kann zu weit offen oder erschlafft sein.[4] Es besteht dann Neigung zur Lienterie.[5] Diese Erschlaffung findet sich stets bei der Passio coeliaca.[6] Besonders ist der Pylorus geschwächt und offen bei vielen jungen Leuten, die die ganze Nacht hindurch schwelgen, denn sie uriniren fortwährend.[7]

Der erschlaffte Pförtner lässt eventuell nicht nur das Verflüssigte, sondern auch feste Theile durchdringen,[8] und es kann dies Anlass zur Ausbildung einer fames canina geben, wie Ruysch durch eine Beobachtung bekräftigte, wo man mit allen Fingern durch den Pylorus hindurch fahren konnte.[9]

Mitunter wird auch der Pylorus, wenn er normal geschlossen ist, durch die reizende Schärfe oder das grosse Gewicht des Mageninhalts so beunruhigt, dass er sich öffnet.[10]

Th. Kerkringius glaubt, dass der Pförtner, wenn er nicht für den Durchtritt von Speisen geöffnet werde, allmälig so zusammenfalle und zusammenwachse und so eng werde, dass auch Flüssigkeiten nicht mehr passiren können.[11] Bei Adstrictio stomachi sind sogar Pylorus und Cardia so verengt, dass selbst Gase nicht mehr durchdringen.[12] — Jeden-

---

[1] Ettmüller *41.* p. 121. — [2] Richter *69.* Cap. III; Langius *68.* T. II p. 14; Rast *93.* p. 13. — [3] Langius *68.* II p. 18. — [4] Duncan Liddelius *20.* p. 359. — [5] Duncan *39.* p. 219. — [6] van Helmont *24.* p. 180. 182. — [7] van Helmont *24.* p. 180. — [8] Duncan *39.* p. 220. — [9] *104.* T. I p. 68. obs. 74. — [10] Fernelius *6.* p. 108. — [11] *64.* p. 156. — [12] Schenk *18.* p. 607.

falls schliesst mit unter der Pförtner zu stark und es werden Speisen erbrochen, die schon drei Tage vorher genossen waren.[1]

Durch Fette, die die Cardia erschlaffen, wird der Pförtner zur Contraction gereizt und es kommt dadurch zum Erbrechen,[2] welches überhaupt durch Verengerung und Verschluss des Pylorus veranlasst werden kann.[3]

DIE LEHRE HALLERS.

Die Elementa physiologiæ Hallers (*115.*) gewähren uns die beste Einsicht in den Stand der Physiologie überhaupt in der Mitte des vorigen Jahrhunderts, und beschäftigen sich eingehend mit den damaligen Kenntnissen über die uns hier interessirenden Fragen. Daher ist es gewiss gerechtfertigt, wenn ich der Darstellung dieser Lehre, wie sie sich in jenem berühmten Werke findet, ein besonderes Kapitel widme. Haller legt derselben einestheils die Ansichten, Beobachtungen und Experimente älterer Autoren in ausführlicher Weise zu Grunde, anderentheils hat er eigene Versuche angestellt, um die Richtigkeit der älteren Anschauungen zu prüfen.

Die wesentlichsten Fortschritte, welche vor Haller in der Lehre von den Magenbewegungen gemacht wurden, sind an die Namen Wepfer und B. Schwartz geknüpft. Der erstere beobachtete in einer grösseren Reihe von Experimenten (*58.*) die an einem gereizten Magen entstehenden Bewegungen, während der andere[4] sich vielmehr über die normalen und spontanen Bewegungen des Magens klar zu werden suchte. Haller machte auch seine Experimente meist unter Anwendung von directen Reizen, so dass er für die Lehre von den normalen Bewegungen kaum etwas neues lieferte und nur die von B. Schwartz gegebenen Punkte im allgemeinen bestätigte.[5]

Haller constatirte besonders, dass die peristaltische Bewegung des Magens viel träger, langsamer und bei weitem nicht so constant ist, wie die des Darms, ja dass sie oft ganz

[1] van Helmont *24.* p. 180. — [2] Ettmüller *41.* p. 121. — [3] Regius *51.* p. 49. — [4] *113.* Bd. I. — [5] *116.* T. I p. 384 ff.

fehlt, besonders wenn der Magen leer ist oder ungenügend gereizt wird, oder wenn seine Kräfte zu schwach zur Bewegung sind, wenn er z. B. durch die kalte Luft seine Contractionsfähigkeit verloren hat.[1] — Haller machte auch den Versuch, den Magen bei intactem Peritoneum zu beobachten. — Das Wesentlichste der Lehre von den Magenbewegungen fasst er in folgenden Sätzen zusammen (*115.*).

Im Ganzen wechselt die Zusammenziehung mit Erschlaffung, so dass der Magen bald hier, bald dort durch längs oder quer verlaufende Furchen verengt wird, und dann an denselben Stellen Erschlaffung und Anschwellung eintritt. Auf Reiz zieht er sich an der gereizten Stelle zusammen und erschlafft wieder, wenn der Reiz entfernt wird. So kann er bei dauerndem Reiz sehr lange und selbst noch postmortal contrahirt bleiben (p. 260—262. 276).

Solange die beiden Oeffnungen geschlossen sind, wird die Speise durch die abwechselnden Bewegungen hin und her getrieben. Eine bestimmte Richtung bekommt die Bewegung erst, wenn der Pförtner oder die Cardia sich öffnen (p. 276). Wenn so der Pförtner frei wird, treibt die am Oesophagus anfangende Zusammenziehung den Inhalt nach ihm hin und durch ihn in das Duodenum (p. 278). Wenn der Magen entleert ist, hört die Bewegung auf (p. 277). Antiperistaltische Bewegung entsteht, wenn die Cardia eröffnet wird; dann kommt es zu Ructus, Regurgitation, Rumination und Erbrechen (p. 281). Mitunter sah Haller auch eine andere Bewegung, eine Annäherung der vorderen und hinteren Magenwand an einander. Dieselbe Bewegung habe W e n k e r beim Menschen gesehen, indem der vordere Theil des Magens gehoben, der obere gesenkt worden sei. Haller schreibt sie den schiefen Fasern zu, während die eigentliche peristaltische und antiperistaltische Bewegung von den queren Fasern ausgeführt werde (p. 282). — Oft beobachte man bei Menschen und Thieren eine mittlere Einschnürung, die selbst nach dem Tode andauern könne (p. 263).

---

[1] *116.* T. I p. 385.

Im Gegensatz zu Boerhaave behauptet Haller, dass im Schlaf die peristaltische Bewegung schwächer und die Verdauung langsamer sei (p. 258).

Für den die peristaltische Bewegung vermittelnden Nerven scheint Haller den Vagus und nur diesen zu halten, da bei dessen Unterbindung die contractile Kraft des Magens, ebenso wie anderer Muskeln bei Unterbindung ihrer Nerven, zuerst gereizt und dann zerstört werde (p. 262).

Die peristaltische Bewegung erregt den Hunger, indem die Falten der Muscularis an einander gerieben werden. Zu dieser Reibung steuern auch die vom Zwerchfell und den Bauchmuskeln dem Magen mitgetheilten Bewegungen bei. Einzelne Thiere, z. B. Schlangen, die einen wenig fleischigen Magen und schwache Bauchmuskeln und Zwerchfell haben, haben desshalb wenig Hunger.[1] Ueberhaupt tragen die Bewegungen von Zwerchfell und Bauchmuskeln viel zur Verdauung bei, indem das Zwerchfell die hintere Wölbung des Magens gegen die vordere und gegen das Bauchfell andrängt.[2] Mit Recht ermahne Boerhaave vor der Mahlzeit zu arbeiten, damit der Magen sich gut entleere.[3]

Cardia sowohl wie Pylorus findet man nach Haller bei lebenden, wie bei todten Thieren durchaus nicht selten fest geschlossen, so dass selbst aus dem ausgeschnittenen Magen nichts ausfliesst (p. 261. 263). An der menschlichen Leiche findet man die Cardia weiter, wie die übrigen Theile der Speiseröhre, aber dennoch kann sie genau geschlossen werden (p. 107). Wesentlich ist für den Cardiaverschluss die bei jeder Inspiration stattfindende Compression durch die Zwerchfellspfeiler.[4] Aber auch die zwischen den beiden Oeffnungen verlaufenden Fasern nähern dieselben und verschliessen sie.[5]

Der Pförtner wird ausserdem durch seine Kreisfasern, die einen starken Ring an seiner Klappe bilden, verschlossen.[6]

---

[1] *115.* p. 185. — [2] *117.* p. 29; auch in *116.* T. I p. 250 ff. — [3] *115.* p. 258. — [4] *115.* p. 106; *117.* p. 15; *116.* T. I p. 255. — [5] *115.* p. 277. — [6] *115.* p. 127.

Ob er aber normaler Weise geschlossen ist, lässt sich schwer entscheiden. Da Flüssigkeiten etc. leicht durchtreten, da Galle regurgitirt und da auch andere dem Willen nicht unterworfene Sphincteren schlaff sind, so lange sie nicht gereizt werden, so glaubt Haller, dass der Pförtner nur dem Harten und Festen den Durchtritt verweigere. Allerdings sei bei ersäuften Thieren das Wasser nicht in den Darm übergetreten (p. 136); beim gesunden Menschen aber sei der Pylorus wohl nicht geschlossen, sondern nur mässig fest an einander gelegt (p. 278). — Werde der Pförtner gereizt durch zu grosse Ausdehnung des Magens, durch zu harte oder scharfe Speisen, so ziehe er sich fest zusammen (p. 277). Die Ueberausdehnung sei die Ursache des Verschlusses des Pförtners, nicht umgekehrt (p. 278).

Der Austritt der Speisen wird dadurch erleichtert, dass der Winkel, den bei leerem Magen der Pförtner mit dem Duodenum bildet, ausgeglichen wird, indem der Magen bei der Füllung in die Höhe steigt, so dass dann, wenn man von der Falte absieht, die Nahrung auf einem geraden und sogar abfallenden Wege durch den Pförtner getrieben wird. Bei der Rückenlage wird der Austritt auch noch durch die Schwere des Mageninhalts unterstützt (p. 278).

Durch warmes Wasser und Thee werden die Fasern des Magens geschwächt (p. 242. 254). Durch zu reichliches Getränk überhaupt wird der Magen erschlafft (p. 257).

Wenn die peristaltische Bewegung vernichtet ist, so entsteht Tympanites (p. 610). — Die Paralyse des Magens kann eventuell durch mässiges Essen geheilt werden (p. 256).

Vom Pförtner kennt Haller in pathologischer Hinsicht sowohl einen convulsivischen Verschluss (p. 136) als auch eine Laxitas pylori. Bei letzterer werde der Magen fast fortwährend entleert und dieser Zustand finde sich normal auch bei gefrässigen Thieren (p. 184).

Das war der Stand der Kenntnisse von den motorischen Verrichtungen des Magens zu Haller's Zeiten. Er entspricht in den wesentlichsten Punkten auch noch unseren heutigen Anschauungen. Dennoch hat sich in den letzten hundertunddreissig Jahren eine ganz enorme Literatur mit zahlreichen Controversen über diesen Gegenstand angesammelt. — Hiermit werden wir uns im Folgenden zu beschäftigen haben.

II. DIE LEHRE VON DEN MOTORISCHEN VERRICHTUNGEN DES MAGENS IN DER NEUEREN ZEIT.

α. DIE PHYSIOLOGIE DER MOTORISCHEN VERRICHTUNGEN DES MENSCHLICHEN MAGENS.

A. DIE NORMALEN BEWEGUNGEN DES MAGENS SELBST.

1. Anatomisches.

Wir unterscheiden heute am Magen eine äussere Längsfaser und eine innere Ringsfaserschicht. Die längsverlaufenden Fasern sind als Fortsetzung der Längsfasern des Oesophagus aufzufassen und sind besonders stark an der kleinen Curvatur. Sie bilden hier ein starkes Bündel, das man früher als sogenannte fibræ adducentes bezeichnete.[1] Ausserdem bilden sie an der vorderen und hinteren Wand des Antrum pyloricum je ein breites zuweilen sehr scharf markirtes Bündel, die schon von Alters her sogenannten ligamenta pylori. Die Kreisfaserschicht bildet ringförmige Schleifen um den Grund, den Körper und den Pförtner des Magens und ihre Fasern stehen senkrecht auf der Längsaxe desselben.

Als dritte Lage finden sich an der Cardia noch zwei schiefe Faserzüge, die Fortsetzung der Ringsfasern der Speiseröhre, welche rechts und links von dieser zwei Schleifen, Schärpen, bilden, die von einer Fläche des Magens auf die andere so übergreifen, dass die an der vorderen und hinteren Magenfläche befindlichen Schleifenschenkel sich daselbst über-

---

[1] Seiller *118.* p. 17.

kreuzen. Diese schiefen Fasern reichen nicht bis an den Pylorustheil, wo dagegen die longitudinalen und besonders die Kreisfasern bedeutend stärker sind, wie in den übrigen Partien.[1] —

Diese heutige Ansicht über den Verlauf der Fasern der Muscularis des Magens ist fast ganz in derselben Weise schon von Helvetius[2] beschrieben und durch eine treffende Abbildung erläutert worden. Sie war seitdem höchstens mit einigen unbedeutenden Aenderungen von allen massgebenden Autoren angenommen. Die Aenderungen bezogen sich fast immer nur auf die Ansichten über den Ursprung der Fasern und ihren Zusammenhang mit den Fasern des Oesophagus. Duverney[3] nahm z. B. an, dass die die Cardia von rechts umgebende Schleife als eine selbständige Fasermasse aufgefasst werden müsse.

Einige spätere französische Autoren wenden für die fibræ obliquæ die Bezeichnung „cravatte de Suisse" an (Cruveilhier *468*. p. 120; Kuss und Duval *474*. p. 354).

Henle (*473*, p. 161) nimmt nur 2 Faserschichten an und betrachtet die fibræ obliquæ ebenso wie die circulären Fasern als eine Fortsetzung der Kreisfasern des Oesophagus.

Cruveilhier (*468*. p. 122) bestreitet die von Santorinus zuerst (*79*a. cap. IX § 6) aufgestellte und von Hecquet (*77*. II p. 459) u. a. angenommene Behauptung, dass die sogenannten Kreisfasern Spiraltouren bilden.

Ob die in der Mucosa gelegene Muscularis mucosae eine Bedeutung für die Magenbewegungen habe, ist nicht sicher gestellt und an sich nicht wahrscheinlich (Vulpian *135*. p. 45).

Die Muscularis des Magens ist beim Menschen ausschliesslich glatt. Bei manchen Mammalien aber, z. B. Kaninchen,

---

[1] Quain - Hoffmann *119*. I. p. 473—475; Hyrtl *120*. p. 616. 617; Hildebrandt *122*. IV. p. 267; G. H. Meyer *121*. II. p. 120. 121. — Man vergl. auch: Protasow *123*. p. 8—10; Portal *124*. T. V p. 159; Leuret und Lassaigne *125*. p. 60; Eberle *126*. p. 58; Retzius in *127*. 1857. p. 74 und *348*. 1856. Vol. XXII p. 241 ff.; Brinton *129*. p. 6. 7 und *469*. Vol. V Splb. p. 308. 311; Leven *132*. p. 367 und *133*. 1875 p. 608 und *134*. p. 8. 10; Bayard *352*. p. 1—3; Luton *465*. p. 141—143; Cruveilhier *468*. p. 120 ff; Raymond *470*. p. 16 ff.; Sappey *471*. p. 160 ff.; Luschka *472*. p. 187 ff.; Gyllenskoeld in *263*. 1862. p. 132 ff.; Lesshaft *233*. Bd. 87. p. 76. — [2] *60*. 1719. p. 336 ff. — [3] *92*. p. 180. 181.

Schaf, Kalb, setzen sich quergestreifte Muskelfasern am Oesophagus entlang fort bis zur Cardia und laufen hier über und zwischen den glatten Fasern strahlig aus.[1]

Reichert (cit. in *137.* III 2. p. 4) wies nach, dass der Magen und Darmkanal der Schleihe — Cyprinus tinca — quergestreifte Muskelfasern besitzt. Nach Budge (*188.* Bd. 54 p. 11) finden sich dieselben auch im Magen, aber nicht im Darm von Cobitis fossilis. — Uebrigens behauptet Roth (*220.* p. 24) auch für den Menschen, dass einige quergestreifte Fasern vom Oesophagus auf den Magen hinunterziehen.

Darüber nun aber, welche von diesen Fasern und wie sie bei den verschiedenen Bewegungen des Magens mitwirken, sind zum Theil sehr widersprechende Ansichten aufgestellt worden.

Wenn sich alle Fasern zugleich zusammenziehen, wird der Magen allerseits verengt und gleichmässig gepresst.[2]

Dass die Längsfasern durch ihre Contraction den ganzen Magen verkürzen, und dass speciell das zwischen den beiden Oeffnungen verlaufende Bündel diese einander nähert, ist ziemlich allgemein anerkannt.[3] Es entstehen dabei eventuell längsverlaufende Einziehungen.[4]

Nach Hildebrandt (*122.* p. 268) wird diese Verkürzung und Annäherung durch die fibrae obliquae besorgt. — Die in der vorhallerschen Zeit verbreitete Ansicht, dass die Zusammenziehung der an der kleinen Curvatur gelegenen Längsfasern eine Verengerung der beiden Oeffnungen bewirken könne, hat auch später noch einzelne Anhänger gefunden (Seiller *118.* p. 17; Kazawski *138.* p. 9).

Leveling (*285.* p. 9) behauptet, dass diese Fasern die Oeffnungen nähern, während die an der grossen Curvatur und seitlich gelegenen Längsfasern dieselben von einander entfernen (vergl. Protasow *123.* p. 11). — Biener (*147.* p. 8) meint, dass, nachdem die Höhle durch die Zusammenziehung der Kreisfasern verengt wurde, die Längsfasern den Zweck haben, den Magen wieder zu verlängern und den früheren Zustand herzustellen.

---

[1] G. Valentin *136.* Bd. I p. 246. — [2] Seiller *118.* p. 18; Protasow *123.* p. 11; Dumas *139.* p. 326; Beaumont *140.* p. 74; Reinhard *62.* § 5; vergl. C. Ludwig *477.* p. 611. — [3] Seiller *118.* p. 17; von Leveling *145.* p. 342; Leveling *285.* p. 9; Sprengel *143.* p. 334; Vend. Schüling *144.* p. 34; Adelon *146.* p. 464; Beaumont *140.* p. 74; Béclard *476.* p. 77; G. Valentin *136.* I. p. 249. — [4] Tiedemann und Gmelin *149.* I. p. 294; Beaumont *140.* p. 74.

Die Mehrzahl der Autoren ist ferner darin übereingekommen, dass der Magen durch Zusammenziehung seiner Kreisfasern in der Quere verengt wird, und dass die eigentliche peristaltische Bewegung wesentlich durch diese Kreisfasern ausgeführt wird.[1]

Fueter[2] scheint geneigt, gerade der Längsfaserschicht die wesentliche Rolle bei der Expulsion zuzuschreiben. — Zuelzer[3] ist der einzige, der die directe Behauptung aufstellte: „Motus peristalticus mutua contractione fibrarum longitudinalium et circularium efficitur." [4]

Nach Sappey werden die Kreisfasern bei der Expulsion unterstützt von den schiefen Fasern, die den Fundus zusammenpressen und die Speisen nach dem Pförtner dirigiren (*471.* p. 164).

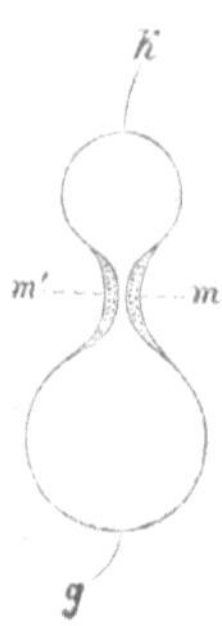

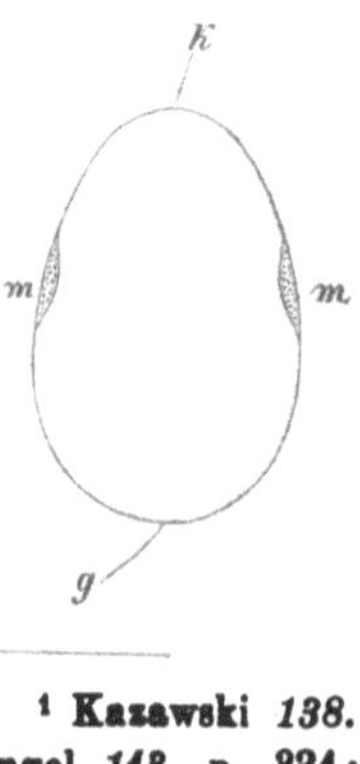

Oben wurde erwähnt, dass nach Haller die fibrae obliquae eine Annäherung der vorderen Magenwand an die hintere bewirken können. Obwohl die Möglichkeit einer solchen Bewegung schon von Bégin (*166.* Bd. 58. p. 327) bestritten wurde, hat unter den neueren Autoren Luschka sie angenommen (*472.* p. 190). Ja, Kuss und Duval (*474.* p. 354) erweiterten diese Lehre noch und nehmen an, dass bei einer Zusammenziehung der Cravatte de Suisse der Magen in zwei Theile getheilt werden könne: erstens werde die Region der grossen Curvatur hermetisch abgeschlossen, und zweitens werde die Region der kleinen Curvatur in einen von der Cardia zum Pförtner gehenden Kanal umgewandelt, durch welchen die Flüssigkeiten direct in das Duodenum übertreten könnten. Die Autoren suchen ihre Ansicht durch die nebenstehenden Figuren zu erläutern (*474.* p. 355) (g = grosse, k = kleine Curvatur; m, m' = Cravatte de Suisse). — Auch Beaunis (*475.* p. 402. 628) erwähnt diese Hypothese.

[1] Kazawski *138.* p. 9; Protasow *123.* p. 11; Biener *147.* p. 8; Sprengel *143.* p. 334; C. Mohr *157.* p. 34; A. Chaupin *156.* p. 4; V. Schüling *144.* p. 34; Dumas *139.* p. 344; Richerand *148.* p. 206. 207; Leveling *145.* p. 342; Adelon *146.* p. 435; Beaumont *140.* p. 74; Valentin *136.* I. p. 249; Leven *134.* p. 10. — [2] *214.* 1847. III. p. 268. — [3] *151.* p. 35. — [4] Vergl. Hildebrandt *122.* p. 268.

2. Die normalen activen Bewegungen des Magens.

Die Schwierigkeit, über diesen Punkt etwas Sicheres zu constatiren, ist wohl allgemein anerkannt. Sie ergibt sich schon aus dem Umstande, dass man trotz der enorm zahlreichen Untersuchungen bis jetzt zu übereinstimmenden Resultaten nicht gelangen konnte. Diese Widersprüche sind erklärlich, wenn man bedenkt, dass es niemals möglich war, den menschlichen Magen unter normalen Verhältnissen in seinen Bewegungen zu studiren. Nur in nicht zu häufigen Fällen von gewissen Magenerkrankungen, die mit starker Atrophie der Bauchdecken verbunden sind, gelingt es, diese Bewegungen wahr zu nehmen. Die Beobachtungen an Kranken mit Magenfisteln müssen mit grosser Vorsicht aufgefasst werden, weil man zwar weiss, dass die Bewegungen durch die stets vorhandenen Verwachsungen beeinflusst werden, es uns aber bis jetzt nicht möglich ist, die in jedem einzelnen Falle verschiedene Art und Wirkung dieses Einflusses zu constatiren. Es liegt nur eine einzige Beobachtung vor, wo der menschliche Magen intra vitam bei geöffneter Bauchhöhle beobachtet werden konnte.[1]

Endlich dürfen die an Thieren beobachteten Bewegungen nicht ohne weiteres auf den Menschen übertragen werden;[2] ja es ist sogar bis jetzt nicht vollkommen sicher constatirt, dass man bei Thieren wirklich ganz normale Bewegungen beobachtete.

Die zweite Hälfte des vorigen Jahrhunderts war für den Theil unserer Lehre, der uns hier zunächst beschäftigt, fast ganz unfruchtbar; auch die ziemlich zahlreich angestellten Vivisectionen brachten kaum etwas neues.[3]

---

[1] Patry *207.* 1864. XXI p. 408. 469. — [2] Valentin *136.* I. p. 250. — [3] G. van Swieten *152.* II. p. 216. 231 ff.; J. de Gorter *153.* lib. IV. tit. II p. 198. 148; Burcard *155.* p. 14. 15; Protasow *123.* p. 11. 31; Duverney *92.* p. 202; Trembley *159.* p. 121; Roesel *160.* p. 52; Sproegel *161.* p. 25 ff.; John Hunter *162.* T. IV p. 161; Spallanzani *164.* p. 214 ff.; C. Mohr *157.* p. 33; V. Schüling *144.* p. 33; Portal *163.* T. II p. 314.

In der ersten Zeit der Verdauung kommt die Peristole[1] zu Stande, eine allseitige Verengerung und Verkürzung und gleichmässige Contraction des Magens um die Nahrung,[2] bald ersetzt durch abwechselnde Zusammenziehungen und Erschlaffungen,[3] welche die Speisen gleichmässig vertheilen.[4] Diese anfangs bestehenden Bewegungen sind unbestimmte peristaltische Oscillationen,[5] indem sich die Muskelhaut nur stellenweise der Länge und der Quere nach zusammen zieht.[6] Dadurch nimmt der Magen manchmal eine fast höckerige Gestalt an,[7] mit Einsenkungen wie auf Fingerdruck, die zwischen kleinen gespannten Wülsten liegen, und eventuell entsteht unter der Bildung von kleinen Falten und Runzeln — besonders an der kleinen Curvatur, — das von Piédagnel sogenannte „Raccornissement".[8] Oft sieht man nur eine Art von unmerklicher Zusammenziehung, durch die das Organ im Ganzen etwas kleiner wird.[9]

Nach einiger Zeit erhalten dann diese Bewegungen eine besser characterisirte Gestalt. Sie sind jetzt und später am meisten ausgesprochen in dem Pförtnertheil und verlaufen im allgemeinen in einer langsamen, wurmförmigen oder wellenartigen, fortschreitenden Zusammenziehung und nachfolgenden Erschlaffung in der Richtung von links nach rechts.[10]

Oefter, und zumal im Pförtnertheil, sieht man die Bewegungen auch von rechts nach links, also in antiperistaltischer Richtung, sich verbreiten.[11]

---

[1] Grimaud *165.* T. II p. 214. schreibt diese Bezeichnung Galen zu; ich habe sie weder bei Galen noch bei anderen älteren Autoren gefunden. — [2] Richerand *148.* p. 181; Rullier *166.* T. XXXIV p. 455; Grimaud *165.* T. II p. 214. — [3] Chaussier und Adelon *166.* T. IX p. 410; Piorry *166.* T. XL p. 468; Adelon *146.* p. 435. — [4] Magendie *167.* T. II p. 77., *168.* p. 286; Meissner und Schmidt *169.* p. 312. — [5] Richerand *148.* p. 206. 207. — [6] Tiedemann und Gmelin *149.* I. p. 207. 294. — [7] Eberle *126.* p. 53. — [8] Budge *141.* p. 81; Betz *181.* 1850. XX p. 156. — [9] J. Müller *174* I. p. 503. — [10] Richerand *148.* p. 206. 207; Magendie *167.* II p. 79 83., *168.* p. 287. 288; Lund *170.* p. 46; Tiedemann und Gmelin *149.* I. p. 206; Eberle *126.* p. 53; Brinton *129.* p. 8. — [11] Magendie *167.* II p. 76. 82. 95; Tiedemann und Gmelin *149.* I. p. 294; Eberle *126.* p. 53; Hildebrandt *122.* p. 268.

Diese antiperistaltische Bewegung nimmt mitunter nicht am Pylorus, sondern schon in der Mitte des Duodenum ihren Anfang,[1] verläuft nur bis zur Mitte des Magens und kehrt dann nach einer kleinen Pause in peristaltischer Richtung zum Pförtner zurück.[2]

Die Bewegungen sind niemals sehr energisch oder schnell, niemals so localisirt und concentrirt, dass die Höhle des Magens beträchtlich eingeengt wird.[3] Sie sind aber schwächer und beschränkter, selbst fehlend zu Anfang der Verdauung und bei stark gefülltem Magen, stärker und ausgedehnter bei theilweise entleertem Magen und gegen Ende der Chymification. Sie zeigen sich zuerst am Pförtnertheil und bleiben an diesem stets am meisten ausgeprägt.[4]

Nach Magendie (l. c.) zeigt sich die Bewegung nur zuletzt im Milztheil, wenn der Magen fast ganz leer ist; nach Brinton (*213.* 1849. VIII. p. 1026; *129.* p. 10) ist gerade in der letzten Periode der Verdauung der Milztheil ruhiger. Nach Raymond (*470.* p. 19) sind die Bewegungen zu Anfang und zu Ende der Verdauung nicht wesentlich unterschieden.

Eberle (*126.* p. 52) gibt an, dass die Zusammenziehung am stärksten an der Stelle sei, wo der Bissen liege, da dort der grösste Widerstand sei, und (p. 43) dass die Bewegungen bei voll gefressenen Thieren am lebhaftesten seien; auch Biener (*147.* p. 8) behauptet, dass die Muskelfasern des Magens um so heftiger erregt und angestachelt würden, je mehr der Magen gefüllt sei.

Vielleicht setzt der mit vorschreitender Magenverdauung stets steigende Säuregehalt des Mageninhalts den Reiz, welcher die stetige Verstärkung der Zusammenziehungen veranlasst. (Brücke *534.* p. 312; Foster *480.* p. 270. 271; Kussmaul *217.* Nr. 181. p. 28.)

Ausserdem ist an der grossen Curvatur die Bewegung stärker und deutlicher, wie an der kleinen, was sich aus der

---

[1] Magendie l. c.; Schiff *131.* II p. 324; vergl. Wepfer *58.* p. 185. — [2] Schiff l. c. — [3] Schiff l. c. p. 321. — [4] Dumas *139.* I p. 323. 324. 328. 337. 343; Magendie *167.* II p. 79. 83., *168.* p. 287. 288; Leuret und Lassaigne *125.* p. 124; Adelon *146.* p. 435; Andral *172.* p. 118; Lund *170.* p. 46; Burdach *176.* p. 174. 177; Donders *216.* p. 292; Brinton *213.* VIII. 1849. p. 1025., *129.* p. 8; Betz *181.* 1850. XX p. 156; L. de Séré *236.* p. 9; Schiff *131.* II. p. 320. 323. 325; Vulpian *135.* p. 45; Leven *134.* p. 10. 11; Fr. Roth *220.* p. 5; Kussmaul *217.* Nr. 181. p. 21; Foster *480.* p. 270; Sigm. Mayer *489.* Bd. V. 2. p. 429.)

Krümmung des Magens und der Längendifferenz der beiden Curvaturen erklärt. Am Pförtnertheil, der mehr gestreckt verläuft, tritt dieser Unterschied viel weniger hervor, im Cardiatheil aber bleibt die kleine Curvatur eventuell ganz ruhig, oder zeigt kaum Spuren von Bewegung.[1]

Die rechte und linke Hälfte des Magens können ganz unabhängige Bewegungen zeigen, oft contrahirt sich der Pförtnertheil allein, während der Cardiatheil ganz ruhig ist.[2]

Dass sich der Pförtnertheil mitunter gleichzeitig in seiner ganzen Ausdehnung zusammenzieht, ist von Magendie (*167.* II p. 79., *168.* p. 287; vergl. auch Spallanzani *164.* p. 215) behauptet, von Schiff (*131.* II p. 324) bestritten worden.

Nach Brinton (*129.* p. 8) kommt es während der peristaltischen Bewegung zugleich zu einer Verkürzung des Längendurchmessers.

Piorry (*166.* T XL p. 464) betrachtet die bei der Nahrungsaufnahme stattfindende Erweiterung, Budge (*141.* p. 40. s. *218.* 1846. IV. p. 400) die beim Erbrechen vorkommende Aufblähung als eine active Bewegung des Magens. Ersterer zieht einen Vergleich mit der Diastole des Herzens.

Man vergl. ausserdem: Dumas *139.* I p. 323. 337; Leuret und Lassaigne *125.* p. 109. 124; Abercrombie *171.* p. 89; Andral *172.* p. 118; Becker *173.* p. 133; J. Müller *174.* I p. 499. 500; Burdach *176.* p. 170. 171. 174. 175. 242; Longet *130.* I p. 145. 146., *177.* II p. 318; R. Wagner *178.* p. 202; Blondlot *179.* p. 64—66. 190; Stilling *180.* IV. 1843. p. 420; Valentin *136.* I p. 249. 250; Ed. Weber *137.* III 2. p. 25—27; Ullersperger *192.* Bd. XIV. (XXIII) p. 113; Schiff *221.* IX. 4. 1867. p. 353., *188.* Bd. 136. p. 149. — Ferner Leven (*134.* p. 9—13., *132.* p. 367. 368. *133.* 1875 p. 608., *188.* Bd. 171 p. 119), der mit seinen Ansichten fast ganz isolirt steht.

Basslinger (*222.* Bd. 37. 1859. p. 568 ff.) beschrieb als Cardiapuls eine bisher nur bei Kaninchen und am frisch ausgeschnittenen in voller Verdauung befindlichen Magen beobachtete Bewegung. Die Cardiakuppe plattete sich mit einer gewissen Vehemenz ab, zog sich tief gegen die Höhle des Magens ein und drückte so wie ein Pumpenstempel auf den Mageninhalt, um bald, ebenfalls mit einer gewissen Vehemenz, wieder in ihre Gleichgewichtslage zurück zu schnellen. Mitunter wälzte sich als Fortsetzung der Cardiaeinziehung eine peri-

---

[1] C. H. Schultz *175.* p. 78.; Schiff *131.* II p. 324. 325. — [2] Longet *130.* I p. 145; Schiff *131.* II p. 323. 324; Leven *134.* p. 10. 11.

staltische Woge gegen den Pförtner hin, die aber dann immer an der kleinen Curvatur am deutlichsten ausgeprägt war.

Die an Menschen mit Magenfisteln gemachten Beobachtungen haben nach meiner Ansicht einen besonderen Werth überhaupt nur insoweit, als sie die an Thieren erlangten Resultate bestätigen. Die Schwierigkeit der Beurtheilung der durch die Verwachsungen etc. bedingten Veränderungen ist mindestens ebenso gross, als das Wagniss der unbedingten Uebertragung der Vivisectionsresultate auf den Menschen. Brauchbare Schlüsse sind nur aus der Uebereinstimmung der auf beiden Wegen gemachten Beobachtungen zu ziehen, und diese findet allerdings in den wesentlichsten Punkten statt.

Die Zahl der in der Literatur mitgetheilten Fälle von Magenfisteln ist nicht ganz klein; aber nur in wenigen dieser Fälle sind genaue Beobachtungen über die Magenbewegungen gemacht und mitgetheilt worden.

Die Autoren stimmen unter einander und mit den Vivisectoren darin überein, dass die Bewegungen undulatorisch, wellenförmig oder wurmförmig (als ringsverlaufende verschieden hohe Falten — Schönborn) die dem Auge zugänglichen Theile durchlaufen.[1]

Durch Zutritt kühler Luft, durch Berührung mit Speise und Trank (Percy und Laurent l. c.) schienen sie verstärkt zu werden; doch wurden sie auch bei leerem Magen und ohne Anwendung von irgend welchen Reizen nicht immer vermisst (Schönborn l. c.).

Die ringförmige mediane Einschnürung. Beaumont[2] beobachtete bei seinem Canadier die Bildung des sogenannten Transversalbandes, das, als circuläre Einschnürung an einer 3 bis 4 Zoll vom Pförtner entfernten Stelle entstehend, den Pförtnertheil von dem Milztheil abschliesse. Es ist dies eine Art von Zusammenziehung des

---

[1] Richerand *148.* p. 202; Piorry *166.* T. XL p. 468; Percy und Laurent *166.* T. XL p. 317. 318; Beaumont *140.* p. 74; Schönborn *195.* p. 260. — [2] *140.* p. 78.

Magens, die schon von älteren Autoren nicht ganz selten an Thieren und an menschlichen Leichen gesehen wurde,[1] und unter deren Wirkung der Magen eventuell eine sanduhrähnliche Gestalt annehmen soll.[2] Es war dann im Anfang unseres Jahrhunderts Everard Home, der zuerst wieder und nachdrücklich behauptete, dass die mediane Einschnürung nicht zufällig, sondern normal während des Verdauungsprocesses eintrete und mit den regelmässigen Funktionen des Organs in Zusammenhang stehe.[3]

Nur wenige Autoren bestritten diese Ansicht (Tiedemann und Gmelin *149.* I p. 293; J. Müller *174.* I. p. 501; Becker *173* p. 135); die meisten nahmen sie an. Vergl. ausser den noch unten zu nennenden Lund *170.* p. 18. Mayo *226.* p 147; Valentin *136.* I. p. 250; Béclard *476.* p. 77; Sappey *471.* p. 152; Raymond *470.* p. 19; S. Mayer *489.* V. 2. p. 429; Burdach *176.* p. 175. 177; Blondlot *179.* p. 65; Donders *216.* p. 291; Longet *228.* 1842 p. 267., *177.* II p. 318. 319; Colin *212.* p. 697; Leven *134.* p. 12; Schiff *131.* II p. 322. — Henle (*473.* p. 153) hält sie für selten. — Mitunter sieht man mehrere Einschnürungen gleichzeitig nebeneinander (Eberle *126.* p. 51. 52. Cruveilhier *468.* p. 114; Lesshaft *233.* Bd. 87 p. 83.)

Beim Menschen wurde die mediane Einschnürung nur von Beaumont, nie aber in einem der übrigen veröffentlichten Fälle von Magenfisteln beobachtet. (Vergl. Percy und Laurent *166.* T. XL p. 317; Richerand *148.* p. 202; Piorry *166.* T. XL p. 468; Coock *230.*, *231.* 1834. Bd. 42. p. 11; Uffelmann *150.* XX. 1877. p. 535; Schönborn *195.* p. 251; Leschik *232*; VIII. 1871., *188.* Bd. CL. p. 59; Richet *228.* T. 84. 1877. p. 450 ff.)

Dagegen fand man sie häufig an Leichen (Meckel *225.* 1818. IV p. 133) nach Herbert Mayo (*226.* p. 132. cit *176.* p. 175) besonders bei plötzlich verstorbenen Menschen und nach vorausgegangenem Erbrechen, — eine Behauptung, die keinen sichern reellen Hintergrund hat. Doch will man sie in der That intra vitam bei Brechbewegungen gesehen haben (Legallois und Béclard *208.* 1813 p. 496). Meckel (l. c.) glaubt sie in einzelnen Fällen als dauernde Folge einer solchen wiederholten, regelmässig eintretenden und verschwindenden,

---

[1] Wepfer *58.* p. 152. 154. 168. 177. 179. 205; 'E. G. H. *59.* 1684. p. 361; Pitt *59.* 1699 p. 113; Sarrasin *60.* 1704 p. 51; Morgagni *307.* p. 35. 37. 121. 160. 300. Vergl. Heister *113.* II. p. 724. cit. *130.* I. p. 142; Walther *113.* I. p. 464 cit. ibid; Haller *115* p. 263. — [2] Brinton *129.* p. 10., *213.* 1849. VIII. p. 1026. — [3] *223.* 1807 p. 157., *224.* I. p. 140., *223.* 1817 p. 347 ff. cit *225.* 1818. IV p. 132 ff.

mit der Verdauungsfunktion verknüpften, Einschnürung auffassen zu dürfen. Andere Autoren betrachten sie als Folge der Todtenstarre (Brinton *129.* p. 58), oder des Tragens enger Schnürleiber (Sömmering *227.* VIII. 1821—22 p. 79). Eine sehr häufige Ursache sind jedenfalls vernarbte Geschwüre (Brinton l. c.); vielleicht ist die Einschnürung mitunter angeboren (Meckel über einen Fall von E. Home *225.* 1818. IV p. 133; Rudolphi *202.* p. 100. 101; Rokitansky *314.* p. 150; Brinton l. c. p. 59). Valentin *205.* p. 63), Volkmann (*137* Bd. II. p. 585), Longet *130.* I. p. 142., *177.* II. p. 322. 323., *229.*, *214.* 1843. I. p. 202) und Stilling (*180.* 1843. p 439. 443) konnten sie durch mechanischen oder galvanischen Reiz des Vagus erzeugen.

Wenn nur eine ringförmige Einschnürung vorliegt, so befindet sich dieselbe nach der Angabe der meisten Autoren nicht genau in der Mitte, sondern etwas mehr nach rechts hin, an der Grenze des Pförtnertheils[1] oder gar an der Grenze des Antrum pylori.[2]

Die Einschnürung wird von Magendie (*167.* II p. 76) auf eine Distanz von 1—2 Zoll, von Beaumont (*140.* p. 77) und Burdach (*176.* p. 177) auf eine Distanz von 3 bis 4 Zoll, von Mayo (*226.* p. 147) auf ein Drittel, von Brinton (*213.* 1849. VIII p. 1026) auf zwei Fünftel der Länge vom Pförtner ab gerechnet angesetzt. Meckel (*211.* p. 267. 268) verlegt sie ungefähr in die Mitte.

Die Antiperistaltik. Ueber die Frage, ob es eine antiperistaltische Bewegung gibt, ob dieselbe sich normal stets bei der Verdauung oder nur unter abnormen Verhältnissen findet, ist viel gestritten worden. Dass sie beim Erbrechen vorkommt, ist ziemlich allgemein anerkannt.[3]

---

[1] Schiff *131.* II p. 322. — [2] Retzius *127.* 1857 p. 74., *188.* Bd. 98. p. 18. — [3] Olaus Rudbeck *42.* p. 332. obs. XX.; Riverius *26.* p. 257; Lindanus s. *31.* p. 85; Duncan *38.* p. 231—233; Ettmüller *41.* p. 120; Waldschmid *46.* II p. 302; Wepfer *58.* p. 87; Reinhard *62.* § 3; Fantonus *63.* p. 95; M. Rau *102.* p. 11; Fr. Hoffmann *107.* III p. 141. VI. p. 274; J. van der Zee *182*; B. Schwartz *113.* I p. 337; Haller *115.* p. 276. 281; J. de Gorter *153.* II p. 149; Chr. G. Ludwig *199.* p. 141; Biener *147.* p. 26. 27; Gattenhof *200.* p. 31; Portal *124.* V p. 173; Reil *201.* p. 369; Grimaud *165.* I p. 445; Rudolphi *202.* II 2. p. 123; Adelon *146.* p. 505; Mayer *203.* Bd. II p. 76; J. Müller *174.* I p. 502; Becker *173.* p. 136. C. H. Schultz *175.* p. 80; Stiebel *204.* I. 1836. p. 458; Valentin *205.* p. 141., *136.* I. p. 252; Arnold *206.* p. 17; Patry *207.* 1864. Nr. 26. 30., *188.* Bd. 134. p. 64.

Doch ist sie von einzelnen Autoren nicht nur speciell für das Erbrechen,[1] sondern überhaupt geleugnet worden, oder man hat doch wenigstens ihr normales Vorkommen bezweifelt.[2]

Am lebenden Menschen fanden die besten Beobachter stets nur peristaltische Bewegungen[3], gegenüber Hilton Fagge,[4] der auch antiperistaltische Bewegungen durch die Bauchhaut gesehen haben will. An Thieren ist allerdings die antiperistaltische Bewegung häufig, doch meist nur am Pförtnertheil während der Verdauung unter ziemlich normalen Verhältnissen gesehen worden.[5]

Es wäre eine müssige Arbeit, hier die zahlreichen Autoren aufzuzählen, welche die antiperistaltische Bewegung für ganz normal halten, oder dieselbe gar nicht erwähnen, oder die Frage unentschieden lassen.

Aus der Beaumont'schen Beobachtung sind, auch wenn man ganz davon absieht, dass die Verhältnisse wegen der jedenfalls ausgedehnten Verwachsungen bei weitem nicht als normal angesehen werden können, keine sicheren Schlüsse für die Existenz der antiperistaltischen Bewegung zu ziehen. Wir werden unten sehen, dass sich die Rückwärtsbewegung des Thermometers mit Hülfe der Brinton'schen Hypothese über die Bewegung des Mageninhalts sehr wohl ohne die Annahme einer antiperistaltischen Bewegung erklären lässt.

Was die von Betz (*181.* 1850. XX p. 145 ff.) gegen die Existenz der antiperistaltischen Bewegung versuchte Beweisführung angeht, so muss ich gestehen, dass mir dafür das Verständniss fehlt, und dass ich die in seiner Auseinandersetzung enthaltenen Widersprüche nicht lösen kann. Es scheint, dass er correcter Weise auch die peristaltische Bewegung hätte leugnen müssen, denn er behauptet, dass es nur neben einander erfolgende Einschnürungen gibt, dass nicht eine Einschnürung

---

[1] Chaupin *156.* p. 4. 5; Legallois und Béclard *208.* 1813. Nr. 10 p. 496; Bégin *166.* T. LVIII p. 359; vergl. Colin *212.* p. 672. — [2] Haguenot *113.* I. p. 493; Haller *115.* p. 276; Brinton *213.* 1849. VIII. p. 1029., *214.* 1849. I p. 132., *215.* 1859., *214.* 1859 III p. 188., *129.* p. 8. 9; Donders *216.* p. 295; Betz *181.* 1850. XX Nr. 19—21; Henle *219.* p. 225., vergl. *218.* IV 1846 p. 404; Calliburcès *228.* 1858. T. 47. p. 641; van Braam Houckgeest *193.* VI. 1872. p. 300; Raymond *470.* p. 20. 56; Roth *220.* p. 5. — [3] C. H. Schultz *175.* p. 14; Leube *194.* VII. 2. p. 206; Kussmaul *217.* Nr. 181 p. 21. — [4] *190.* XVIII. 1873. p. 3. — [5] Magendie *167.* II p. 76. 82. 95; Longet *130.* I p. 147; Schiff *131.* II. p. 324; Leven *134.* p. 13.

sich in einer bestimmten Richtung über die auf einander folgenden Faserkreise verbreitet.

Valentin (*205.* p. 141) vergleicht die Peristaltik mit der Bewegung der Flexoren, die Antiperistaltik mit der Bewegung der Extensoren.

Mehrere Autoren nehmen ausser der peristaltischen und antiperistaltischen Bewegung noch einen dritten motus mixtus oder vagus an (Glisson *56.* p. 285; C. Mohr *157.* p. 34. 35; vergl. Batigne *158.* p. 61. 62) und behaupten, dass der letztere stets in der ersten Zeit der Verdauung bestehe und dann allmälig in eine geordnete peristaltische Bewegung übergehe. (Richerand *148.* p. 206. 207; Meckel *211.* p. 269; Abercrombie *171.* p. 89.)

Ueber die Dauer der Zeit, die von dem Moment der Nahrungsaufnahme ab bis zum Beginn der Magenbewegungen verstreicht, sind die Ansichten sehr getheilt. Mehrere Autoren haben sich, zum Theil gestützt auf Beobachtungen, dahin ausgesprochen, dass die peristaltischen Bewegungen normalerweise sofort oder doch sehr bald nach der Mahlzeit auftreten.[1]

Es wäre danach die Periode der tonischen Zusammenziehung sehr kurz, oder selbst fehlend. Nach anderen aber treten die Bewegungen erst nach Verlauf von etwa einer Stunde auf[2] und werden erst in der 3. und 4. Stunde energisch.[3]

Man vergl. auch Abercrombie *171.* p 89; Becker *173.* p. 183; Zengerle *191.* p. 68. Nach Rosenbach (*506.* 1876 Nr. 20 p. 235) haben Flüssigkeiten den Magen normaler Weise nach 2 bis 3 Stunden verlassen. Man darf wohl annehmen, dass bei normalem nicht überfülltem Magen nach 5 bis 6 Stunden die Speisen sämmtlich verdaut und ausgetrieben sind.

Zu der Frage über die Fortpflanzungsgeschwindigkeit, d. h. die Zeit, welche die peristaltische Welle braucht,

---

[1] Eberle *126.* p. 43; Becker *173.* p. 133; Blondlot *179.* p. 66; Brinton *129.* p. 7; Ullersperger *192.* XIV. (XXIII) p. 111; Beaumont *140.* p. 71. 72; Busch *233.* 1858. XIV p. 150; Kussmaul *217.* Nr. 181. p. 21. — [2] Magendie *167* II p. 79; Adelon *146.* p. 435. — [3] Leven *134.* p. 9., *132.* p. 367.

um den Magen von einem Ende bis zum anderen zu durchlaufen, sind in der Literatur nur wenig Beiträge geliefert worden. Schon Haller[1] stellte die Behauptung auf, dass die Bewegungen bei Magen- und Darmfisteln überhaupt beschleunigt seien und vielleicht kann die Beobachtung von Busch[2] als ein Beleg dafür herangezogen werden. Man müsste daher auch in diesem Punkt mit den Schlussfolgerungen aus dem Beaumont'schen Falle vorsichtig sein, wenn sich nicht eine annähernde Uebereinstimmung mit anderen Berechnungen feststellen liesse.

Wenn der Bissen zu der von Beaumont angenommenen Cirkeltour etwa 1 bis 3 Minuten erforderte,[3] so brauchte die peristaltische Welle selbst zu ihrem Wege von der Cardia bis zum Pförtner wahrscheinlich etwa halb soviel, also ½ bis 1½ Minuten. Man kann danach wohl annehmen, dass die Bewegung im Mittel etwa eine Minute dauert.

Beaumont gibt (p 44) auch selbst an, dass die Zusammenziehung 50 bis 80 Secunden anhielt.

Diese Annahme stimmt mit der Beobachtung von Kussmaul am unversehrten und erweiterten Magen (*217*. Nr. 181 p. 21. 22) und lässt sich auch mit dem von Uffelmann beobachteten Falle von Magenfistel (*150*. XX 1877 p. 546) leicht in Einklang bringen. Pepper *482*. 1871. I p. 274) berechnete nur 45 Secunden.

Ein Theil der Autoren nimmt an, dass die Bewegungen mit vorgeschrittener Verdauung nicht nur kräftiger, sondern auch schneller werden; R. Wagner (*178*. p. 202) und Funke (*210*. I p. 265) behaupten, dass die Schnelligkeit und Dauer mannigfachen Verschiedenheiten unterworfen seien. In dem Schoenborn'schen Falle aber war die Fortpflanzungsgeschwindigkeit der einzelnen Wellen stets die gleiche.

Die Intervalle, mit denen die einzelnen peristaltischen Wellen auf einander folgen, können, wie es scheint, in der Breite des Normalen sehr verschieden gross sein; dass sie mit fortschreitender Verdauung kürzer werden, d. h. dass dann die Wellen dichter gedrängt einander folgen, ist nicht unwahrscheinlich, doch auch nicht erwiesen. Jedenfalls sieht man am lebenden Menschen bei intacten Bauchdecken die Wellen oft mit sehr kleinen Zwischenräumen sich aneinander reihen.

[1] *115*. VII. p. 52, cit. *176*. p. 240. — [2] *233*. 1858. XIV. p. 150. — [3] *140*. p. 75.

Man vergl. Schiff *131.* II p. 320. 321; Leven *134.* p. 6. 7. — Brinton (*213.* VIII. 1849. p. 1026; *129.* p. 8) und Pepper (*482.* 1871. vol. I p. 274) geben eine Minute an. Nach Raymond (*470.* p. 19) dauert die Ruhepause 1 bis 3 Minuten. Für den Pylorustheil fand Beaumont (*140.* p. 78), dass die Zusammenziehungen und Erschlaffungen in gegenseitigem Wechsel in unregelmässigen Zeiträumen von 2 bis 5 Minuten erfolgen. — Isolirt steht Leven (*134.* p. 14) mit seiner Behauptung, dass der Pylorustheil sich (bei Hunden) ganz regelmässig 7 bis 8 mal pro Minute zusammenzieht und erschlafft.

Schoenborn (*195.* p. 261) fand bei seinem Patienten die Intervalle sehr verschieden gross. Mitunter erschien eine zweite Welle, sobald die vorausgegangene sich am Pförtnertheil dem Auge entzog; mitunter betrug die Pause regelmässig 30 Secunden; manchmal folgten 2 Wellen mit geringem Zwischenraum dicht aufeinander.

Perception der Magenbewegungen kommt in pathologischen Zuständen nicht selten vor. Nach Magendie[1] aber fühlen manche gesunde Personen gegen Ende der Verdauung die dann gesteigerten Magenbewegungen deutlich. Später hat nur Guipon[2] diesen Punkt berührt und mitgetheilt, dass manche Personen behaupten: sie fühlten, wie ihr Magen arbeite, und könnten beurtheilen, wann die Nahrung durch den Pförtner gewandert sei. — Thatsächlich gibt es manche, besonders ältere Leute, die diese Empfindung haben und sich wohl darüber nicht täuschen können. In jüngeren Jahren möchte aber eine Perception normaler Weise kaum jemals stattfinden.

Auffallender Weise war bis heute noch keine Einigkeit unter den Autoren zu erzielen über die Frage: wie sich der Magen ausserhalb der Verdauung verhalte? Manche behaupten mit grösserer oder geringerer Bestimmtheit, dass die Bewegungen auch bei leerem Magen nicht immer fehlen,[3] und damit stimmen in der That einige Beobachtungen am Menschen überein.[4]

Bei der Patientin von Busch sistirten die Bewegungen nur in der Nacht, und diese Ansicht scheint auch Malbranc (*232.* 1878 p. 44)

---

[1] *167.* II p. 83., *168.* p. 288. — [2] *357.* p. 112. — [3] Batigne *158.* p. 61; Sprengel *143.* p. 334: H. M. von Leveling *145.* p. 342; Becker *173.* p. 134; Schiff *131.* T. II p. 320; Leven *132.* p. 367. — [4] Percy und Laurent *166.* Bd. 40. p. 317. 318; Busch *233.* 1858. XIV. p. 150; Schoenborn *195.* p. 261.

zu haben. Dass im Schlaf an sich die peristaltischen Bewegungen unverändert fortdauern, bewies Uffelmann (*150.* 1877. XX. p. 546.) — In einem von Kussmaul (*217.* Nr. 181. p. 3) veröffentlichten Fall von Magenerweiterung mit peristaltischer Unruhe bestanden die Bewegungen zu allen Tageszeiten, besonders auch morgens im nüchternen Zustande, und wahrscheinlich auch in der Nacht. Nach eingetretener Besserung aber zeigten sich die Bewegungen nicht mehr morgens früh und überhaupt nur nach der Mahlzeit (p. 4. 7. 19. 20.)

In der That ist schwer einzusehen, warum die Bewegungen bei leerem Magen so ganz zweckloser Weise fortdauern sollten, und man wird natürlicherweise zu der Ansicht geführt, dass sich der normale Magen ausser der Verdauung ruhig verhält und sich nur zum Theil passiv infolge der Elastizität seiner Häute, zum Theil vielleicht activ durch tonische Contraction seiner Muskelfasern zusammenzieht und kein oder ein geringes Lumen übrig lässt.[1] Jedenfalls fand man bei Vivisectionen den Magen sehr häufig ohne Bewegung.[2]

Aus diesen Gründen wohl hatten die Alten sich veranlasst gesehen, die Bewegungen durch die Application verschiedener Reizmittel hervor zu rufen oder zu verstärken. Die so erzeugten Bewegungen dürfen aber keineswegs als normale angesehen werden.

Durch die innerlich gegebenen Gifte wurden häufig nur Brechbewegungen erzielt,[3] während bei Reizungen des Peritonealüberzuges des Magens durch die Messerspitze, Kneipen mit einer Pincette, Berühren, Quetschen, Pressen mit dem Finger, durch Auftragen von Säuren, Alcohol etc., durch den electrischen Strom meistens nur locale Zusammenziehungen an den gereizten Stellen beobachtet wurden.[4] Man fand zu

---

[1] C. Mohr *157.* p. 33; Tiedemann und Gmelin *149.* I. p. 291; Beaumont *140.* p. 11; Eberle *126.* p. 153; Burdach *176.* p. 169; Brinton *213.* VIII. 1849. p. 1025., *129.* p. 8; Luschka *142.* 1869. XXVI. p. 114 ff., *188.* Bd. 142 p. 9.; Schoenborn (*195.* p. 260.) fand bei seinem gastrotomirten Knaben den Fundus stets ausgedehnt, im Pförtnertheil die Wände aber meist aneinander liegend. — [2] John Hunter *162.* p. 161; Valentin *136.* I p. 250; Ed. Weber *137.* III. 2. p. 25; Betz *181.* 1880. XX p. 156; Rühle *235.* p. 27; Schiff *131.* II. p. 320; J. Müller *174.* I. p. 499. — [3] Wepfer *58*; Haller *116.* I. p. 385 ff. 390; Sproegel *161.* p. 43. 46; u. a. m. — [4] Haller *116.* I. p. 385 ff; C. Mohr *157.* p. 33;

gleicher Zeit, dass Opium die Peristaltik hemmt.[1] Man fand ferner, dass die Bewegungen auch nach dem Tode fortdauern oder durch Reize erzeugt werden können,[2] ja dass sie mitunter dann gerade gesteigert sind.[3] Die fast allgemein verbreitete Ansicht, dass der Contact mit der Luft, die Abkühlung bei Eröffnung der Bauchhöhle reizend wirke, wurde erst 1851 von Schiff widerlegt.[4]

Dagegen wiesen Calliburcés (*228.* 1857. T. XLV p. 1095, 1858. T. XLVII p. 638) und Horvath (*298.* 1873 p. 613) nach, dass durch gelinde Erwärmung peristaltische Bewegungen veranlasst resp. gesteigert werden können.

Die Untersuchungen an hingerichteten Verbrechern bieten für unsere Frage kaum etwas Interessantes. Sie beweisen nur, dass auch der menschliche Magen seine Erregungsfähigkeit nach dem Tode viel schneller einbüsst, wie der thierische (Bischoff *127.* 1838. p. 496; Dittrich, Gerlach und Herz *142.* 1851. 3., *188.* Bd. 72. p. 14. 16; Kölliker *242.*, *188.* Bd. 72. p. 12; Duval, Rochard und Petit *133.* 1851. 28., *188.* Bd. 72. p. 16.)

Normale Bewegungen können sehr wahrscheinlich überhaupt nur von der Schleimhaut des Magens aus angeregt werden und hier wirkt besonders die eingeführte Speise als ein solcher Stimulus,[5] sei es nun, dass der mechanische Reiz der Speisen[6] oder der Säuregehalt,[7] oder beide zusammen hier wirksam sind. Jedenfalls werden die normalen Zusammenziehungen durch die Stärke des Reizes, den die Speisen ausüben, und ihre Widerstandskraft beeinflusst.[8]

Spallanzani *164.* p. 215; John Hunter *162.* IV. p. 161; Magendie *239.* 1816. T. XXXVI p. 12; Stilling *180.* IV. 1843 p 429; Basslinger *222.* 1859 T. XXXVII p. 571; Colin *212.* p. 672. 697; van Braam Houckgeest *193.* VI. 1872. p. 266 ff., *188.* Bd. 157. p. 10; C. Ludwig *477.* p. 612; J. Müller *127.* 1834. p. 114; Ed. Weber *137.* III. 2. p. 26—28; Caragiosiadis *241.* p. 24 ff.

[1] Haller *115.* p. 262; Sproegel *161.* p. 37; Dumas *139.* p. 335. 336. — [2] Wepfer *58.* p. 89; G. van Swieten *152.* p. 216. § 648. — [3] Schiff *131.* II p. 312. — [4] *131.* II p. 313 ff. — [5] Dumas *139.* I. p. 327. 328; Percy und Laurent *166.* T. XL p. 318; Tiedemann und Gmelin *149.* I p. 294; Adelon *146.* p. 438; W. Schlesier in *237.* 1839 Nr. 25—27., *188.* Bd. 26 p. 287; O. Funke *210.* p. 266; L. de Séré *236.* p. 8; Raymond *470.* p. 22; Küss und Duval *474.* p. 354. — [6] Beaumont *140.* p. 60. — [7] Portal *124.* p. 168 (acrimonie); Brücke *534.* p. 312; Leven *134.* p. 440; Foster *480.* p. 270; Kussmaul *217.* Nr. 181. p. 28. — [8] Tiedemann und Gmelin *149.* I p. 294; Valentin *136.* I p. 250; Donders *216.* p. 291; Lesshaft *233.* Bd. 87. p. 80.

Becker (*173.* p. 183) scheint der Ansicht zu sein, dass nur die verdaute Nahrung die Peristaltik hervorruft. C. H. Schultz (*175.* p. 81. 82) scheint alle Getränke und besonders Kaffe und Milch für solche reizende Stoffe zu halten, wie schon Viridet (*49.* p. 239.) angibt, dass das Flüssige zu gleicher Zeit zahlreiche Fasern zur Contraction antreibt, während die festen Stoffe nur an einzelnen Fasern anliegen; auch M. J. Rossbach (*490.* p. 155) meint, dass das getrunkene kalte Wasser die Peristaltik kräftigt und beschleunigt. Hyrtl (*238.* p. 718) betont den erregenden Einfluss von Gewürzen, Wein und Salz.

Ferner wirken manche Drastica, die in den Magen eingeführte und besonders die im Magen entwickelte Kohlensäure,[1] und das Natrum sulfuricum[2] anregend auf die Magenbewegungen. Auch die Application der warmen Wasserdouche von innen,[3] der kalten Douche von aussen, der Massage, die Behandlung des Magens mit dem electrischen Strom durch die Bauchdecken hindurch, scheinen geeignet, normale peristaltische Bewegungen auszulösen oder zu verstärken.[4]

3. Ueber den Einfluss des Nervensystems auf die activen Bewegungen des Magens.

a. Ueber den Einfluss der peripheren Nerven, speciell des Vagus und Sympathicus

sind in alter, wie in neuer Zeit ausserordentlich viele Untersuchungen angestellt worden, ohne dass es bis jetzt gelungen wäre, etwas Genaues darüber sicher zu constatiren. Wahrscheinlich ist der Grund für die widersprechenden Behauptungen der zahlreichen Autoren darin zu suchen, dass dieselben selten unter gleichen Bedingungen, oft ohne die nöthigen Vorsichtsmassregeln operirten, und dass vielleicht auch verschiedene Thiere sich in dieser Richtung ganz verschieden verhalten. Es würde uns zu weit führen, wenn wir eine genaue Zusammenstellung der verschiedenen Ansichten mit allen grossen und kleinen Differenzen geben wollten, und es scheint für den Rahmen dieser Arbeit zu genügen, wenn kurz die Hauptdata hervorgehoben werden.

In alter Zeit machte man Versuche nur mittelst Unter-

[1] Kussmaul *217.* Nr. 181 p. 23; Crothers *481.* 1871. XXV p. 165. — [2] Ziemssen *217.* Nr. 15 p. 10. — [3] Malbranc *232.* 1878 p. 43. — Kussmaul *240.* p. 205 cit. *241.* p. 18.

bindung, später auch mittelst Durchschneidung eines oder beider Vagi.[1] Man sah meist Erbrechen und früher oder später den Tod des Versuchsthieres eintreten.

Ein grosser Theil der Autoren constatirte, dass durch Continuitätstrennung oder Aufhebung der Leitung im Vagus die Bewegung gehemmt, der Magen gelähmt, die Verdauung gestört wird.[2] Doch musste man vielfach zugeben, dass dadurch die Bewegungen nicht vollkommen aufgehoben werden, ja sogar event. ganz intact bleiben,[3] und dass die Verdauung nicht ganz vernichtet wird.[4] Der Magen ist also wohl sicher nicht in derselben Weise vom Vagus direct abhängig, wie andere Muskeln von ihren Nerven.[5]

Durch Anwendung verschiedener Reizmittel auf den Vagus,[6] besonders durch Application des electrischen

[1] Rufus von Ephesus und Galen cit. *173.* p. 176; Willis cit. *466.* p. 13; Baglivi *95.* p. 676. Exp. VII; Bohnius, Vieussenius, Scaderus, Varignonius, Petitus, Valsava cit. ex *243.* p. 289; B. Schwartz *113.* I p. 336; Haller *115,* p. 262; H. Brunn *244.* p. 288; Molinelli *243.* p. 280. — [2] Dumas *139.* I p. 335; Ducrotay de Blainville *245.* p. 227., *246.* II p. 248; Legallois *247.* p. 214; Breschet und Milne Edwards *251.* 1825. VII p. 199., s. *231.* X. 1825 Nr. 216. p. 273; Tiedemann und Gmelin *149.* p. 338. 339; Adelon *146.* p. 444; Brachet *196.* p. 150. 159; Asthley Cooper *133.* 1838 Nr. 7., *188.* Bd 23. p. 280; Leveling *145.* p. 328; Longet *130.* I p. 143; Blondlot *179.* p. 71; Lussana und Inzani *264.* X. 1863. 13., *188.* Bd. 128. p. 5; Claude Bernard *268.* p. 374; Trousseau *269.* p. 21; Colin *212.* I. p. 698. — Vergl. Bouley *258.*, *188.* Bd. 79. p. 152; Grove *232.* XI. 1874 p. 338, 188. Bd. 168 p. 186; Raymond *470.* p. 23; Pavy *493.* p. 45. — [3] Magendie *167.* I p. 96; W. Philip *249.* p. 82. 83., *223.* Part. I 1829 ref. *231.* XXV 1829. Nr. 549. p. 322; Lund *170.* p. 30; Reid *189.* Vol. 51. 1839 p. 330; Longet *177.* II. p. 325., *214.* 1843. I. p. 203., *228.* 1842. XIV. p. 268; Valentin *205.* p. 53; Volkmann *137.* II p. 585. 586; Frerichs *137.* III 1. p. 822. 825; Eckard *528.* I. 3., *188.* Bd. 82. p. 154; Hübbenet *255.*, *188.* Bd. 70. p. 279; Fowelin *257.*, *188.* Bd. 71. p. 279., *214.* 1851. I p. 167; Bidder und Schmidt *259.* p. 92. 93, *214.* 1852. I p. 137; Panum *188.* Bd. 93. p. 154 ff.; Donders *216.* p. 293; C. Ludwig *477.* p. 614; Kritzler *262.* p. 13 ff., *233.* XIX. 1860. p. 454 ff., *188.* Bd. 119. p. 7; Schiff cit. *263.* 1861. VI. p. 770; Oehl *188.* Bd. 143. p. 279. 280. — [4] Emmert *248.* p. 408; Leuret und Lassaigne *125.* p. 139. — [5] Dumas *139.* I p. 267. — [6] Bichat *234.* p. 360; Dumas *139.* I p. 335; Breschet und Milne Edwards *251.* 1825. VII p. 197; Tiedemann und Gmelin *149.* p. 338 339; Reid *189.* Vol. 51. 1839 p. 308;

Stromes[1] lassen sich Zusammenziehungen des Magens auslösen, und es können ferner die durch die Durchschneidung verursachten Störungen durch die Galvanisation des Vagus ausgeglichen werden.[2]

Longet (*177.* II p. 322—324., *229.*, *214.* 1843. I. p. 202., *228.* 1842. XIV. p. 266—268., *130.* I p. 148) wies nach, dass durch Reizung des Vagus besonders leicht während der Verdauung und bei mässig gefülltem Magen Bewegungen hervorgerufen werden, während sie bei leerem oder mit Gas aufgeblähtem Magen gewöhnlich fehlen. Die Zusammenziehungen treten erst nach Verlauf von einigen (5 bis 6) Secunden ein. — Der Magen der Schleihe (Cyprinus tinca) enthält quergestreifte Muskeln und contrahirt sich auf Vagusreiz ebenso prompt, wie die Skeletmuskeln auf Reiz ihrer betreffenden Nerven (Ed. Weber *137.* III 2. p. 49.)

Sanders Ezn (*214.* 1871. I p. 116) und van Braam Houckgeest (*193.* VI 1872. p. 266—302) wollten einen Unterschied zwischen der Einwirkung des rechten und des linken Vagus constatiren. Bonsdorff (*218.* 1869. 3. Reihe Bd. 36 p. 28) hält den motorischen Einfluss des Vagus auf den Magen für höchst problematisch.

Mayer (*203.* p. 76—78) sieht als Grund der bei Vagusunterbindung eintretenden Verdauungsstörung den Umstand an, dass antiperistaltische Bewegungen auftreten. — Die Störungen fehlen nach Magendie (*167.* II p. 91), wenn man die Lungenäste des Vagus intact lässt.

Ueber den Ursprung der zum Magen ziehenden motorischen Vagusfasern aus dem Accessorius oder Glossopharyngeus oder aus den Cervical- und obersten Brustnerven vergleiche man Waller (*254.*, *214.* 1857. I p. 116), Valentin (*205.* p. 45. 52. 63), Dieckhoff

---

Stilling *180.* 1843. IV p. 431. 432. 434—436. 439—443. 446; Bischoff s. *137.* II p. 585; Frerichs *137.* III 1. p. 822. 825; Fowelin *257.*, *188.* Bd. 71. p. 279., *214.* 1851. I. p. 167; E. Wolff *260.*, *214.* 1857 I. p. 115; Béclard *476.* p. 78; C. Ludwig *477.* p. 612; Giannuzzi *298.* 1865. p. 2; Brinton *129.* p. 20; Chauveau *228.* 1862. I. p. 664., *218.* 1864. XIX. p. 494; van Braam Houckgeest *193.* VI 1872. p. 266—302.

[1] Tiedemann und Gmelin *149.* p. 339; Budge *137.* III 1. p. 422 423; Longet *177.* II. p. 322—324., *229.*, *214.* 1843. I. p. 202., *228.* 1842. XIV. p. 266—268; Blondlot *179.* p. 71; Ed. Weber *137.* III 2. p. 1 ff.; Hartung *261.*, *188.* Bd. 114. p. 154; Nasse *265.*, *218.* 1867. XXVII p. 484; Oehl *188.* Bd. 143. p. 279. 280; Goltz *193.* 1872. VI p. 627. — Vergl. Légros und Onimus *270.* p. 37., *188.* Bd. 144. p. 23. 24; J. Müller *174.* p. 499. — [2] Breschet und Milne Edwards *251.* 1825. VII p. 197; Leuret und Lassaigne *125.* p. 138; W. Philip cit. *146.* p. 446; Brachet *196.* p. 153; Blondlot *179.* p. 15; Tiedemann und Gmelin *149.* p. 339.

253., *188.* Bd. IX p. 336), Claude Bernard und Longet (*251.* 1844. 4. Ser. IV p. 419), Oehl (*188.* Bd. 142. p. 279. 280), Ullersperger (*192.* 1867. XIV (XXIII) p. 115.)

Der Versuch, aus pathologischen Beobachtungen Beweise für den Einfluss des Vagus auf die Magenbewegungen abzuleiten, ist bis jetzt nicht gelungen (Lombard *133.* 1836. Nr. 50 p. 792., *188.* Bd. 15 p. 284 ff., welcher Prus *252.* p. 92 citirt.)

Bald war man genöthigt, anzuerkennen, dass auch der Sympathicus einen Einfluss auf die Magenbewegungen ausüben müsste,[1] und man sah in der That nach Reizung der beiden Sympathici, des ersten Ganglion thoracicum, des Ganglion semilunare (gangl. coeliacum, plexus solaris) Bewegungen im Magen entstehen.

J. Müller (*174.* p. 499) und Oehl (*188.* Bd. 143. p. 279) leugnen den Einfluss des Ganglion coeliacum resp. des Sympathicus überhaupt. Longet (*177.* II p. 325) nimmt an, dass der Sympathicus keinen Einfluss auf die sichtbaren Bewegungen des Magens bei der Verdauung habe, wohl aber vielleicht auf die leichten vermiculären Bewegungen, die auch nach Durchschneidung der Vagi fortdauern. — Van Braam Houckgeest betrachtet die Splanchnici als Hemmungsnerven des Magens (*193.* 1872. VI., *188.* Bd. 157. p. 11.)

Fowelin (*257.*, *188.* Bd. 71. p. 279., *214.* 1851. I. p. 167) stellte die Hypothese auf, dass die Vagi gewisse bewegungserregende Fasern enthalten, welche die motorischen Centren des Magens, die Ganglien des Sympathicus zur Thätigkeit anregen könnten.

Die Thatsache, dass nach Vagusdurchschneidung die Magenbewegungen fortbestehen können, suchte man so zu begründen, dass durch die fortdauernde Nahrungsaufnahme der örtliche Reiz der Vagusendzweige unterhalten und dadurch Zusammenziehungen der Magenmuskulatur ausgelöst werden können.[2] Oder man suchte die Erklärung in dem Vorhandensein von gangliösen Apparaten im Magen selbst.[3]

---

[1] Valentin *205.* p. 63; J. Müller *174.* p. 505; Budge *141.* p. 96. 97. 99; Lobstein *250.* p. 101; Stilling *180.* 1843. IV p. 437—443. 447; Weber *137.* III 2. p. 48; Donders *216.* p. 293; Brinton *129.* p. 20; Adrian *266.* p. 59., *218.* 1864. XIX p. 497; Leubuscher *479.* p. 432; Trousseau *269.* p. 21; — Vergl. Hirsch *197.* 1842. St. 5., *188.* Bd. 38. p. 293 ff.; Goltz *193.* 1872. VI p. 639. — [2] Ravitsch *263.* 1861 p. 770 ff., *188.* Bd. 114 p. 154 ff.; vergl. Panum *188.* Bd. 93. p. 154 ff.; Vulpian *135.* p. 44; Schiff *267.* p. 357., *188.* Bd. 119. p. 4 ff., *131.* II p. 889. — [3] Basslinger *222.* 1859. Bd. 37. p. 574; Goltz *193.* 1872. VI p. 629; Vulpian *135.* p. 44; vergl. C. Ludwig *477.* p. 614; van Braam Houckgeest *193.* 1872. VI p. 291.

Bei der Verworrenheit, die demnach noch in dieser Frage herrscht, bei der Schwierigkeit aus den Thierversuchen ohne weiteres Schlüsse für den Menschen zu ziehen, scheint es nicht gerechtfertigt, schon jetzt bestimmte Behauptungen aufzustellen. Man muss wohl zugeben, dass „the nervous mechanism of the gastric movements is very perplexing“,[1] dass bis jetzt die Wege nicht festgestellt sind, auf welchen das Nervensystem auf die Bewegungen einwirkt.[2] Jedenfalls werden die Magenbewegungen durch Nerventhätigkeit geregelt, modificirt, geleitet und geführt,[3] aber um die Frage schlussfertig zu machen, müssen noch genauere Untersuchungen angestellt werden.[4]

Man vergleiche endlich noch: L. de Séré *236.* p. 13; Roth *220.* p. 3; Vulpian *135.* p. 44; Sigm. Mayer *489.* Bd. V 2. p. 430. 431, und über die Innervation der Middeldorpfschen Schicht: Lussana und Inzani *264.* 13. 1863., *188.* Bd. 128. p. 5.

b. Ueber den Einfluss des Centralnervensystems auf die Bewegungen des Magens

ist noch viel weniger Sicheres bekannt geworden; es ist sogar die Zahl der Autoren, die diesen Punkt berühren, sehr gering. Dass das Centralnervensystem einen Einfluss auf die Magenbewegungen ausübt, kann allerdings kaum bezweifelt werden. Dagegen ist es bis jetzt nicht gelungen, bestimmt zu entscheiden, welcher Art dieser Einfluss ist, und wo das betreffende Centrum liegt. Besonders die letztere Frage steht noch ganz offen. Budge sah sich schon 1846 veranlasst, seine früher[5] aufgestellten Behauptungen über die Bedeutung des Rückenmarks, des rechten Sehhügels, des rechten Corpus striatum und des Kleinhirns zum Theil selbst zurück zu nehmen. Zum Theil wurde er von Stilling[6] widerlegt. Dennoch sprach er sich 1850 dahin aus:[7] dass bei electrischem Reiz der Vierhügel, Sehhügel, des hinteren Theils der Grosshirnhemisphaeren Bewegungen in Oesophagus und Magen entstehen.

---

[1] Foster *480.* p. 271. — [2] Leube *194.* VII 2. p. 18. — [3] Ullersperger *192.* 1867. XIV (XXIII) p. 114. — [4] Uhle in *188.* Bd. 79. p. 152. — [5] *141.* p. 115., *273.* Heft 1. p. 149., *214.* 1841. I p. 20. vergl. *180.* IV 1843. p. 427., *274.*, *214.* 1843. I p. 197. — [6] *180.* IV 1843 p. 427 ff. — [7] *127.* V 1850., *188.* Bd. 70. p. 283.

Hirsch (*197.* 1842 St. 5., *188.* Bd. 38 p. 295) steht, soviel ich fand, isolirt mit der Behauptung, dass das Centrum für die peristaltische Bewegung im unteren Halsmark liegt.

Wenn nun auch einerseits nicht die Bewegung des Magens durch Aufhebung des Einflusses von Gross- und Kleinhirn vernichtet wird,[1] wenn auch andererseits nicht die Muscularis des Magens unabhängig ist von irgend einem Einfluss des Nervensystems,[2] so wird doch wahrscheinlich durch Zerstörung eines Theils des Rückenmarks oder des Grosshirns die Verdauung zwar vermindert, aber nicht vollkommen aufgehoben,[3] denn nach den Untersuchungen von Goltz[4] entwickelt sich nach der Zerstörung von Hirn- und Rückenmark im Magen und Oesophagus eine übermässig gesteigerte Erregbarkeit, die bei intactem Hirn- und Rückenmark fehlt.[5]

4. Die normalen passiven Bewegungen des Magens.

Auf die wichtigste der passiven Bewegungen, das während der Athmung durch das Zwerchfell und die Bauchmuskeln bewirkte Hin- und Herwiegen des Magens, haben schon in alter Zeit zahlreiche Autoren aufmerksam gemacht. Man hob die Bedeutung dieser Bewegung theils für die Verdauung, theils für die Entleerung des Chymus aus dem Magen hervor.[6]

Man verglich den Einfluss der Respirationsbewegungen mit der Wirkung einer Presse (prellum)[7] oder eines Waschbläuels.[8]

---

[1] Wepfer *58.* p. 90. — [2] W. Philip *272.* p. 103; vergl. Ravitsch *263.* 1861. VI. p. 770 ff., *188.* Bd. 114. p. 154. — [3] Breschet und Milne Edwards *251.* 1823. II p. 501; Tiedemann und Gmelin *149.* I p. 339: Brachet *196.* p. 150; Bidder *127.* 1844. p. 380; Volkmann *137.* II p. 607. — [4] *193.* 1872. VI p. 616 ff. — [5] Vergl. Bichat *234.* p. 359 und ferner Roth *220.* p. 3, Leube *194.* VII 2. p. 18. — [6] Moebius *27.* p. 199. 200., *28.* p. 48; Lamy *47.* p. 67; Wedelius *48.* p. 136. 253. 254; Bohnius *65.* p. 150; Viridet *49.* p. 235; Bekesteyn *66.* p. 5. 8; Astruc 77. II p. 425; Vieussenius *80.*, 77. II p. 510; Perrault *97.* p. 426; Winslow *105.* p. 508; Heister *106.* p. 213. 214. 219-226; Fr. Hoffmann *107.* III p. 141; Gunzius *113.* IV p. 738 ff.; Haguenot *113.* I p. 502; ferner Pitcarnius *74.* p. 250; Leeuwenhoek *75.* p. 60; Hecquet 77. p. 114 ff. und alle übrigen Anhänger der Triturationslehre. — [7] Protasow *123.* p. 33; C. Mohr *157.* p. 38; Fleischmann *186.* p. 19 20; vergl. Becker *173.* p. 137. — [8] Duverney *92.* p. 183. 185.

Besonders bei gefülltem Magen und während der Verdauung werde der Druck des Zwerchfells bei verlangsamter Athmung vermehrt und die Bauchmuskeln zugleich straffer und angespannter.[1] Ja es soll sogar die Verdauung schwerer Speisen durch starkes Einathmen und Einziehen des Bauches willkürlich befördert werden können,[2] und die Respiration soll auf die Verdauung von grösserem Einfluss sein, als das Gehirn und seine Nerven.[3]

Der Magen kommt dadurch in eine hin- und hergehende, wiegende Bewegung, indem er mit seinem Inhalt bei der Inspiration theils unmittelbar durch den linken musculösen Theil des Zwerchfells, theils mittelbar durch die Milz gelinde nach unten, vorn und rechts geschoben wird,[4] um bei der Exspiration wieder nach oben zu steigen. — Durch die Percussion lässt sich bei mit Kohlensäure aufgeblähtem Magen an der kleinen Curvatur eine Athmungsschwankung von 0,5 bis 1 Centimeter nachweisen, was aber an der grossen Curvatur nicht gelingt.[5] Endlich konnte man an Menschen mit Magenfisteln durch Einlegen von Manometerröhren, durch rhythmisches Abfliessen der Nahrung aus der Oeffnung, durch directe Beobachtung der Bewegung oder Uebertragung derselben auf einen Hebel, unzweifelhaft die passiven Bewegungen des Magens bei der Athmung, die plötzliche Verstärkung derselben bei Husten und Lachen constatiren.[6]

Erst später, und zunächst im Anschluss an die Lehre vom Tritus, betonte man auch die von den anderen anliegenden Theilen, von der Leber, von den im Magen selbst, sowie in allen benachbarten Organen (Zwerchfell, Milz, Leber, Pankreas, Peritoneum, Netz, Mesenterium) gelegenen Arterien, vom Truncus coeliacus und der Aorta mitgetheilten Be-

[1] Boerhaave *114*. I p. 181; Eberle *126*. p 54. — [2] Burdach *176*. p. 176. — [3] Meissner und Schmidt *169*. p. 313; vergl. Lussana und Inzani in *188*. Bd. 128. p. 5. — [4] Haller; Becker *137*. p. 137. — [5] W. Ph. H. Wagner *279*., *188*. Bd. 158. p. 24. — [6] Busch *233*. 1858. XIV p. 153; Hjort *188*. Bd. 166. p. 39; Schönborn *195*. p. 262; Uffelmann *150*. XX 1877 p. 545. 547; Richet *280*. p. 161.

wegungen.[1] Sogar die Bewegungen der Därme sollen sich dem Magen mittheilen können.[2]

Obwohl die Behauptung, dass man bei Thieren mit dünner Bauchwand und grossem Magen und vielleicht auch bei mageren Menschen den Puls der Arterien des Magens durch die Bauchwand fühlen kann,[3] bezweifelt werden muss, obwohl die von diesen Arterien mitgetheilten Bewegungen sicherlich nur sehr gering sind, so verdient doch jedenfalls die durch den Herzstoss und den Aortenpuls mitgetheilte Bewegung einige Beachtung, was durch die Beobachtung an Menschen und Thieren erhärtet wird. Man kann bei Thieren mit Magenfisteln den Herzstoss und den Aortenpuls tasten,[4] und beobachtete am Menschen, dass der ganze Magen mit seinem Inhalt durch die rhythmische Pulsation des Herzens fortdauernd erschüttert wurde.[5] Man constatirte endlich in einigen Fällen von Herzbeutelverwachsung dem Herzrhythmus folgende, auf mehrere Meter Entfernung hörbare, eigenthümliche tympanitische Töne, die bald musikalisch, bald metallisch plätschernd und glucksend waren; die letzteren waren wohl durch mechanische Erschütterung der Magenwand und des Mageninhalts entstanden.[6] — Ich selbst hatte zweimal Gelegenheit solche Geräusche mit dem Hörrohr zu auscultiren: einmal in einem Falle, in welchem es sich unzweifelhaft um pericardiale Verwachsungen handelte, das andere Mal in einem Fall von Lebercirrhose, in dem der Magen durch den Ascites ziemlich hoch nach oben gedrängt war, wo aber das Fehlen der pericardialen Verwachsungen durch die Section bestätigt wurde.

Swalve (*55.* p. 62) und Chaupin (*156.* p. 4) bezweifeln die Bedeutung der Respirationsbewegungen, Protasow (*123.* p. 32) und Spallanzani (*164.* p. 241) leugnen die Wirkung des Arterienpulses auf den Magen, welche am entschiedensten von Boerhaave (*114.* I p. 173. 174) betont wird: „während die Arterien bei kräftigen Menschen

---

[1] Fantonus *63.* p. 93. 94; Verheyen *71.* p. 258; Boerhaave *86.* Nr. 86., *114.* I p. 173. 174; Adelon *146.* p. 435. 436. — [2] Meissner und Schmidt *169.* p. 312; Schiff *131.* II p. 321. — [3] Hyrtl *238.* p. 715. vergl. Brinton *129.* p. 4. — [4] Schiff *131.* II p. 335. — [5] Schoenborn *195.* p. 262. — [6] Riess *232.* 1878. p. 751 ff., 1879. p. 333 ff.

einen starken Puls haben, schlagen sie bei schwachen um so häufiger. Ihre Kraft kann man daran bemessen, dass sie sich am Schädel sogar in den Knochen Furchen graben. Heftige Stösse erhält der Magen von der Aorta, denn diese wirkt so stark, wie alle Arterien zusammen, und es ist doch schon die Poplitea allein im Stande, das Bein zu heben." —

Man vergleiche auch: Boerhaave *114.* I p. 168. 171. 183; Haller *115.* p. 185. 258 und *117.* p. 29; Quesnay *277.* III p. 7; Burcard *155.* p. 15. 16; Deich *154.* p. 16. 19; Lieutaud *276.* p. 90. 134; Hales *183.* p. 149; Fleischmann *186.* p. 19. 20; Duverney *92.* p. 143. 183. 204. 207; Batigne *158.* p. 61; Biener *147.* p. 7. 8; Chr. G. Ludwig *199.* p. 139; Richerand *148.* p. 185; Percy *166.* Bd. IX. p. 210; Chaussier und Adelon *166.* XIII p. 339. 340 und IX. p. 410. 412; Leveling *145.* p. 330. 344., T. II p. 136; Magendie *167.* II p. 87; Beaumont *140.* p. 74; Carson *187.*, *188.* Bd. 6. p. 7; Budge *141.* p. 82; Wilkinson King *190.* 1842. VII. p. 155., *188.* Bd. 40. p. 25; R. Wagner *178.* p. 201; Henle *219.* p. 226. 227; Basslinger *222.* 1859. Bd. 37. p. 570; Roth *220.* p. 3. — sowie Cardanus *11.* T. VI. p. 696; Duverney *60.* 1700. p. 29; M. Rau *102.* p. 11; Heister *106.* I p. 216; Fr. Hoffmann *107.* T. VI. p. 274; C. G. Beer *275.* p. 5; J. de Gorter *153.* T. II. tract. 89. p. 149; John Hunter *162.* p. 161 u. a. speciell für das Erbrechen.

Ueber die passive Bewegung des Magens durch die allgemeine Körperbewegung wäre hier noch einiges beizufügen. Die alte Ansicht, dass durch starke gleich nach der Mahlzeit statthabende Körperbewegung die Verdauung verhindert und die unverdaute Speise vorzeitig durch den Pförtner hinausgetrieben werde,[1] wurde gestützt durch ein Experiment des Kaisers Friedrich III (von C. Hoffmann in seinen Institut. lib. V cap 32 mitgetheilt). Von zwei Verbrechern liess man den einen nach der Mahlzeit schlafen, den anderen umhergehen; bei der nach einigen Stunden vorgenommenen Hinrichtung fand man im Magen des ersteren noch Speisen, während der des zweiten leer war: „quia scilicet indigestus e ventriculo exturbatus lactea vasa subierat!"[2]

Dagegen behaupteten Boerhaave[3] und Mayow,[4] dass die Verdauung im Schlaf schneller vor sich gehe; hiermit

[1] Avicenna *5.* lib. III Fen XIII tract. III cap. 8. p. 720. Annot; Behrens *89.* p. 410; Philippus Melanthus in *530.* Anhang. — [2] *89.* p. 410. — [3] *114.* III p. 286 — [4] *281.* p. 370.

stimmt auch ein von Hyrtl[1] an zwei Hunden angestellter Versuch, der dem des Kaisers Friedrich direct widerspricht. — Vor dem Essen aber soll man arbeiten, damit der Magen sich vollkommen entleere.[2]

Man kann heutzutage wohl als ausgemacht betrachten, dass zu starke Bewegungen des Körpers, z. B. Laufen und Tanzen etc., gleich nach dem Essen, ebenso wie die sitzende Lebensweise und zu starke geistige Anstrengungen die Verdauung nachtheilig beeinflussen, dass dieselbe aber andererseits durch mässige Bewegung befördert wird.

Man vergleiche hierzu das alte „post coenam stabis, seu passus mille meabis" siehe *531.*; ferner „non sit tibi vanum surgere post epulas, somnum fuge meridianum" *530.* p. 1. 2. 5; Philippus Melanthus *530.* Anhang; Deich *154.* p. 53; Beaumont *140.* p. 63. 174. 175. 222; L. de Séré *236.* p. 42; R. Wagner *178.* p. 202; Meissner und Schmidt *169.* p. 312; Hartelius *282.*, *188.* Bd. 127 p. 356.

Chomel sagt (*351.* p. 57. 58): „la vie sédentaire est une des causes les plus fréquentes de dyspepsie. On peut dire que les jambes sont à l'estomac des auxiliaires presque indispensables, qu'on digère avec ses jambes autant qu'avec son estomac."

Viridet (*49.* p. 229) und Duverney (*92.* p. 183) rathen, man solle sich im Schlaf zunächst auf die linke Seite legen, damit die Speise gut verdaut werde; bei vorgeschrittener Verdauung aber solle man durch Einnehmen der rechten Seitenlage den Austritt des Chymus befördern. In neuerer Zeit neigte man sich der Ansicht zu, dass man überhaupt auf der rechten Seite liegen müsse (Richerand *148.* p. 207; Bayard *352.* p. 2. 3.

Nach Haller (*115.* p. 278) wird gerade bei der Rückenlage der Austritt der Speisen unterstützt.[3] Man vergleiche die gegentheiligen Ansichten von Betz *142.* 1853. Bd. 37 p. 110; Chaussier und Adelon *166.* IX. p. 412. 413; Piorry *166.* Bd. XL p. 469.

Die sogenannte Rotation des Magens.

Unter normalen Verhältnissen liegt der Magen in einer im ganzen von hinten links oben nach vorn rechts unten verlaufenden Richtung

---

[1] *238.* p. 719. 720. — [2] Boerhaave; Haller *115.* p. 258. — [3] Ob dies für normale Mägen zutrifft, ist nicht sichergestellt. Dass aber bei dislocirtem Magen und bei fettarmen Leuten mit schlaffer Bauchwand manchmal die Entleerung besser in der horizontalen Lage erfolgt, als beim Stehen, ist nach den mir von Herrn Geheimrath Kussmaul gemachten Mittheilungen ausser Zweifel.

im linken Hypochondrium und in der Regio epigastrica und dehnt sich nur ausnahmsweise bis in das rechte Hypochondrium aus. Er liegt zum Theil der vorderen Bauchwand an, zum Theil hinter der Leber, die ihn nach unten nur auf eine etwa 2 Querfinger breite Zone längs seines unteren Randes frei lässt, zum Theil hinter dem unteren vorderen Theil des Zwerchfells, grenzt an den oberen Rand des Quergrimmdarms und nach hinten und links an die hintere Abtheilung des Zwerchfells, die Milz und das Pankreas. Seine Gestalt ist individuell sehr veränderlich. Im allgemeinen ist sie länglich, rundlich, conisch (retortenförmig — Hyrtl *120.* p. 614), von der concaven nach rechts und oben gerichteten kleinen, weniger gekrümmten und der convexen nach links und unten gerichteten grossen. stärker gekrümmten Curvatur begrenzt, welche in die vordere und hintere Fläche übergehen.

Er wird eingetheilt in einen Cardiatheil, der nach links hin eine starke Aussackung, den Magengrund bildet, und in den nach rechts gelegenen Pförtnertheil, der sich allmälig verjüngt und gegen den Pförtner hin eine doppelte Biegung (nach oben und nach hinten) beschreibt, so dass, indem das Organ sich an dieser Stelle wieder etwas erweitert, gewöhnlich nach unten hin eine kleine Aussackung, der kleine Blindsack, das von Willis zuerst beschriebene Antrum pylori entsteht (Willis *29.* p. 27; Retzius *127.* 1857 p. 74 ff., *348.* 1856 Vol. XXII p. 241).

Nach links ist der Magen durch das ligamentum gastrolienale an die Milz, nach oben direct an den Oesophagus und durch das sich an die kleine Curvatur ansetzende ligamentum gastrophrenicum, das kleine Netz, an das Zwerchfell und die Leber angeheftet. Durch letzteres ist die kleine Curvatur überhaupt sehr wenig, doch stärker als die grosse Curvatur fixirt. Das Pförtnerende liegt weiter nach unten und der vorderen Bauchwand näher, als die Cardia, und besitzt zugleich eine freiere Beweglichkeit. Es liegt ganz hinter der concaven Leberfläche und geht unmittelbar in das Duodenum über. Die kleine Curvatur, die anfangs an der linken Seite der Wirbelsäule liegt, beschreibt hier eine kleine absteigende Schraubenwindung um diese und gelangt mit ihrem Pförtnerende, das sich wiederum etwas erhebt, auf die rechte Seite der Wirbelsäule. Da die grosse Curvatur überhaupt stärker nach abwärts steigt, muss sie auch auf der rechten Seite der Wirbelsäule wieder etwas stärker ansteigen. (Quain-Hoffmann *119.* p. 470—473; Hyrtl *238.* p. 714—716., *120.* p. 614. 615; H. Meyer *121.* p. 107; Hildebrandt *122.* p. 240. 242. 262—265. 288—290; Luton *465.* p. 136—140; Cruveilhier *468.* p. 114 ff.; Luschka *472.* p. 178 ff., *142.* XXVI. 1869. 1. p. 114 ff.; Sappey *471.* p. 149 ff.; Brinton *469.* Vol. V. Splb. p. 309; Rüdinger *492.* I. p. 107 ff.; Ferber *529.* p. 42. ff. — Vergleiche His *263.* 1878. p. 72. 74 und die Abbildungen Tafel II.; Lesshaft in der anatomischen Section des Londoner Congresses 1881. *233.* Bd. 86 p. 176 und Bd. 87. p. 70 ff. und die Erwiderung von His ibid. Bd. 86. p. 368).

Diese normalen Lageverhältnisse des Magens erfahren in praxi zahlreiche Abweichungen, die nur zum Theil in den Bereich des Pathologischen fallen. Der Kindermagen ist im allgemeinen mehr konisch, länglich gestreckt, die Curvaturen sind annähernd parallel (Schultz *133.* 1835. p. 518; Clarus *278.*, *214.* 1851. IV. p. 308). Der weibliche Magen ist im Ganzen kleiner und schlanker, wie der männliche (Retzius *238.* p. 717), der Negermagen aber rundlicher, wie der der Europäer (Sömmering *227.* p. 77). Bei Kindern ist die Leber verhältnissmässig gross und desshalb liegt der Magen weniger quer, sondern mehr senkrecht, der Pförtner steht tiefer, wie bei Erwachsenen; bei letzteren kann eine mehr senkrechte Stellung, z. B. durch Lebervergrösserung bedingt werden (Portal *124.* V. p. 155). Es ist auch behauptet worden, dass an Leichen der Magen mehr senkrecht gestellt sei und weniger hoch liege, wie am lebenden Menschen (Burdach *176.* p. 169; Renaudin *283.* p. 5). Das letztere ist von Rosenbach (*217.* Nr. 153. p. 23) widerlegt worden. Der gefüllte Magen liegt unmittelbar der vorderen Bauchwand und dem Zwerchfell an; der leere aber ist von der Leber bedeckt, und es lagert sich, besonders leicht an der Leiche, das Colon transversum vor denselben (Engel *284.* 1857., *188.* Bd. 98. p. 17; Hyrtl *238.* p. 716). Nach Engel (l. c.) soll es eventuell zu einer Intussusception des Magens kommen können, indem sich die stark aufgeblähte linke Hälfte über den eng zusammen gezogenen Pförtnertheil auf etwa einen Zoll weit hinweg schiebt.

Was die Lage des Pförtners angeht, so ist die alte Ansicht, dass er dem untersten Theil des Magens entspreche, erst seit Vesalius in's Schwanken gekommen (Vesalius cit. *27.* p. 145; Moebius *27.* p. 146; Viridet *49.* p. 225; Martin Lister *90.* p. 141). Es ist bekannt, dass unter pathologischen Verhältnissen, z. B. bei Krebs des Pförtners, derselbe oft tief und selbst bis in den Eingang der Beckenhöhle hinabsteigt. Aber auch normaler Weise hat der Pförtner eine ziemlich grosse Beweglichkeit und kann mit dem oberen Theil des Duodenums seine Lage in einer Breite von 6 bis 7 Centimetern zur Mittellinie des Körpers ändern. Bei leerem Magen liegt der Pförtner in der Mittellinie in der Höhe des 11ten Brust- bis 1ten Lendenwirbels. Bei der Füllung des Magens wird er entsprechend mehr nach rechts verschoben (W. Braune *188.* Bd. 160 p. 135).

Die Mehrzahl der Autoren nahm früher und nimmt noch heute an, dass der oben und besonders an der Cardia fixirte Magen sich bei der Anfüllung aus seiner Lage entferne und dabei eine Rotation um seine Axe, oder vielmehr um eine durch seine beiden Mündungen gelegte Linie mache, der Art, dass die grosse Curvatur nach vorn, die vordere Fläche nach oben, die hintere nach unten komme.

Haller (*115*. p. 278) spricht nur von einem Hühersteigen des Magens bei der Anfüllung, so dass er in gleiche Höhe mit dem Pförtner komme („curvatura major antrorsum erigitur"). Der erste, der sich, soviel ich fand, deutlich über diesen Punkt erklärt hat, war Leveling (*285*. p. 22) und nach ihm Chr. G. Ludwig (*199*. p. 139): „cum ventriculus expansus curvaturam magnam antrorsum dirigat et versus cavum diaphragmatis ascendat, seque pressoriis his motibus quasi submittat." Später haben Renaudin (*283*. p. 5), Cruse (*294*. p. 4), Dumas (*139*. I. p. 347), Chaussier und Adelon (*166*. IX. p. 408 und XIII. p. 338), Rudolphi (*202*. p. 121), Tiedemann und Gmelin (*149*. I. p. 292), Becker (*173*. p. 18), Hildebrandt (*122*. p. 264), Magendie (*167*. II. p. 73), Budge (*141*. p. 42), Adelon (*146*. II. p. 431), R. Wagner (*178*. p. 201), Béclard (*476*. p. 75), Leubuscher (*479*. p. 432), C. Ludwig (*477*. p. 611), Raymond (*470*. p. 15), Engel (*284*. 1857., *188*. Bd. 98. p. 17), Hyrtl (*238*. p. 714), Leube (*194*. VII. 2. p. 18), Roth (*220*. p. 3) die Rotation theils für den Menschen, theils nur für Thiere angenommen. Dumas (l. c.) suchte sich über das „wie" dieses Vorganges klar zu werden und nahm merkwürdiger Weise an, dass die Diagonalfasern geeignet seien diese Bewegung zu vollführen!

Gegen diese Lehre erhoben sich nur sehr vereinzelte Stimmen, welche behaupteten, dass die grosse Curvatur allerdings bei der Anfüllung des Magens etwas mehr nach vorn trete,[1] weil die Ausdehnung nach hinten durch die feste Wirbelsäule verhindert sei,[2] dass dadurch die vordere Fläche etwas mehr nach oben, die hintere etwas mehr nach unten gerichtet werde.[3] — Durch die ausführliche Arbeit von Betz[4] ist endlich die Lehre von der Rotation in ihrer alten Form ganz gestürzt worden.

Betz glaubt noch beweisen zu müssen, dass die Rotation nicht als active Bewegung durch eine Zusammenziehung der Magenmusculatur zustande kommen könne. Aber auch in passiver Weise könne sie nicht bewirkt werden. Nur in der Rückenlage, bei sehr starker Aufblähung und bei verletzten Bauchdecken, sehe man an der Leiche die grosse Curvatur nach vorn treten. Sonst aber senke sich der Mageninhalt nach unten, die Gase stehen oben und die Rotation wird in horizontaler Körperlage viel schwieriger, in vertikaler fast unmöglich.

---

[1] Richerand *148*. p. 181; Burdach *176*. p. 169. — [2] Schiff *131*. II. p. 319. — [3] Quain-Hoffmann *119*. p. 472; vergl. Meckel *211*. p. 268; Rüdinger *492*. p. 108. 109. — [4] *142*. 1853. Bd. XXXVII p. 106 ff.

Eine gewisse Rotation entstehe, wenn der aufgeblähte Darm den Magen in die Höhe hebe, oder wenn man die Eingeweide aus der Brusthöhle entferne, oder wenn bei leerem Magen die grosse Curvatur zwischen Leberrand und Colon hervorblicke.

Andere Autoren behaupten, dass das Colon transversum, wenn es gefüllt ist, unter dem Magen wie eine Stütze liege und die Rotation bewirke (Leveling *285.* p. 26; Brinton *129.* p. 4; Engel *284.* 1857., *188.* Bd. XCVIII p. 17; vgl. Lesshaft *233.* Bd. LXXXVII p. 86. 88.).

Donders (*216.* p. 293) meint, man müsse Betz darin beistimmen, dass der Mechanismus der Drehung noch nicht vollständig aufgeklärt sei. — Meissner und Schmidt (*169.* p. 306) scheinen nur eine einfache Ausdehnung des Magens anzunehmen. Nach Cloquet (cit. *142.* 1853. Bd. 37 p. 106) wird die schiefe Richtung nach rechts vorn unten, die der Magen normaler Weise hat, bei der Anfüllung noch mehr ausgeprägt, und der Magen nähert sich der verticalen Richtung.

Kussmaul wendet sich (*217.* Nr. 181 p. 36) gegen die zu allgemeine Behauptung von Betz, dass die vordere Bauchwand einen zu starken Widerstand biete, da das bei vielen Menschen mit schlaffer Bauchwand nicht zutreffe. Er wies ferner durch einen Versuch an der Leiche nach, dass eine Rotation auch bei Anfüllung mit Wasser zu Stande kommen kann. — Neuestens suchte Lesshaft (*233.* Bd. LXXXVII p. 74) in dem anatomischen Verhältniss der Milz zum Magen das Haupthinderniss für die Rotation.

Unter gewissen pathologischen Verhältnissen, z. B. wenn der Magen bis unten in die Beckenhöhle reicht, oder anderswohin dislocirt ist, ist natürlich jede Spur einer Axendrehung ausgeschlossen.[1] Gerade der geschwächte und dilatirte Magen senkt sich bei der Anfüllung leicht unter der Schwere seines Inhalts nach abwärts.[2] Auch die Einknickung der kleinen Curvatur, so dass deren beide Hälften fast senkrecht nach unten, respective nach oben verlaufen[3], macht die Rotation ganz unmöglich.

Bei den fest geschnürten Frauen unseres Zeitalters dürften auch starke Ausdehnungen der Därme kaum im Stande sein, eine Rotation zu bewerkstelligen. Sonst aber wird die Drehung ziemlich leicht zu Stande kommen, wenn die Därme z. B. durch Ascites, oder durch Ovarialtumoren etc. nach

[1] Arnold *206.* p. 101 cit. *142.* 1853. Bd. XXXVII p. 110. — [2] Roth *220.* p. 8. — [3] Quain-Hoffmann *119.* p. 472. 473.

oben getrieben werden. Allerdings kommt es dann nicht selten vor, dass das Colon vor den nicht gerade allzu stark gefüllten Magen tritt und die Rotation somit nicht nur nicht begünstigt, sondern sie unmöglich macht.

Es ist hier noch beizufügen, dass neuestens J. Mikulicz[1] mittelst des Gastroskops unter normalen Verhältnissen am lebenden Menschen das Vorhandensein von activen peristaltischen und von passiven respiratorischen und pulsatorischen Bewegungen am Magen constatirte. Die pulsatorischen Bewegungen stammen theils von der Aorta, theils durch Vermittlung des Zwerchfells vom Herzen her.

5. Zweck und Wirkung der Magenbewegungen.

Die grosse Mehrzahl der Autoren kommt überein, dass die activen und passiven Magenbewegungen keinen anderen Zweck haben, als die Verdauung dadurch zu befördern, dass die Nahrung hin und her bewegt, unter einander und mit dem Magensaft innig gemischt und gerührt, und dass die Secretion des Magensaftes selbst, durch Vorbeiführen der Nahrung an der Wand und Abwischen der letzteren durch die Nahrung, erleichtert wird, — und dass sie dann die chymificirte Nahrung in den Darm austreiben sollen.

Man vergleiche ausser den älteren Autoren hierüber: Hales *183.* p. 149; Quesnay *277.* T. III p. 15–17; Kazawski *138.* p. 9; J. de Gorter *153.* T. II p. 83; Lieutaud *276.* p. 90. 134; Fleischmann *186.* p. 19; Cassebohm *184.* p. 11. 12; Didelon *185.* p. 3; Roesel *160.* p. 52; Protasow *123.* p. 32. 34. 36; Batigne *158.* p. 61; Stevens *287.* p. 482; Biener *147.* p. 6—9; Chr. G. Ludwig *199.* p. 139. 140; C. Mohr *157.* p. 65. 35; Caldanus *288.* p. 167; V. Schüling *144.* p. 34; Chaussier und Adelon *166.* IX. p. 410; Grimaud *165.* T. II p. 229; Meckel *211.* p. 269; Leveling *145.* p. 342; Magendie *168.* p. 288; Tiedemann und Gmelin *149.* p. 291. 295; Rudolphi *202.* p. 110. 121; Adelon *146.* p. 436. 438—440. 465. 466; Hildebrandt *122.* p. 268; Abercrombie *171.* p. 89. 90; Meissner und Schmidt *169.* p. 306. 308. 312; Beaumont *140.* p. 60. 61. 74. 222; Carson *187.*, *188.* Bd. 6 p. 7; Eberle *126.* p. 54. 55. 156; Andral *172.* p. 118; Brachet *196.* p. 150; Becker *173.* p. 134. 135. 207; Burdach *176.* p. 175; R. Wagner *178.* p. 200. 201. 202. 220; Hirsch *197.* 1842 St. 5 und

[1] *462.* 1881. Separatabdruck p. 26.

188. Bd. XXXVIII p. 295; Wilkinson King *190.* 1842. VII. p. 149. 155; Longet *177.* T. II. p. 319. 320; Valentin *136.* I. p. 247. 251; Frerichs *137.* III. 1. p. 797. 822; Reclam *188.* Bd. LXXX p. 286; Schroeder *289.* p. 17. 21; Bennet *290.*, *214.* 1853. III. p. 282; Rilliet *483.* 1854. II. p. 619; Béclard *476.* p. 75; Henle *219.* p. 225; Zengerle *191.* p. 69; O. Funke *210.* p. 265; Zuelzer *151.* p. 35; Brinton *129.* p. 10; Guipon *357.* p. 61; Séré *236.* p. 7; Durand-Fardel *207.* 1866. XXIX. p. 5; Ullersperger *192.* 1867. XIV. (XXIII) p. 111. 113 und 1868. XV. (XXIV) p. 74; Longet *130.* I. p. 142. 143; Colin *212.* p. 696. 698. 699; Penzoldt *198.* p. 24; Leube *217.* Nr. 62 p. 13 und *194.* VII. 2 p. 17—18; Vulpian *135.* p. 26. 44. 45; Richet *280.* p. 137; Fr. Roth *220.* p. 3; Beaunis *475.* p. 391; Kuss und Duval *474.* p. 353; Sigmund Mayer *489.* Bd. V 2. p. 429; Pavy *493.* p. 40; Cohnheim *533.* p. 22. 26.

Ausserdem soll durch die Bewegung die Resorption wesentlich erleichtert werden (Leube und Roth ll. cc. Vgl. Cohnheim *533.* p. 30).

Dass der Hunger durch die Bewegung und ein Aneinanderreiben der Wände des Magens erregt würde, war eine bei den alten Autoren sehr vielfach vertretene Ansicht. Im Jahre 1749 hat noch Lieutaud (*276.* p. 116) sie angenommen, ja selbst in diesem Jahrhundert (1814) scheint Richerand (*148.* p. 160) ihr gehuldigt zu haben. Auch Bosquillon gibt an (*328.* III. p. 198), dass der Hunger durch die Zusammenziehung der Fasern des Magens hervorgebracht werde. Schiff (*131.* I. p. 33) hat diese Theorie citirt und wohl endgültig widerlegt.

Die Art, wie die Mischung zu Stande kommt, ob die Speisen während dieser Mischung in einer bestimmten Richtung bewegt werden oder nicht, und welche Richtung eventuell die vorherrschende ist, wurde erst im Laufe dieses Jahrhunderts erörtert. Es wurde zunächst die Behauptung aufgestellt, dass die Verdauung schichtenweise und besonders an der grossen Curvatur erfolge, und dass dann der jedesmal verdaute Theil längs der grossen Curvatur nach dem Pförtner hin sich bewege. Dadurch komme eine zweite Schicht in Berührung mit der Magenwand, die dann in derselben Weise wie die erste verdaut und nach dem Pförtner hin befördert werde.[1]

Die Frage ob auch an der kleinen Curvatur die Speisen in ähnlicher Weise bewegt würden, liess man zunächst offen, bis Beaumont[2] bei seinem Canadier an dem eingeführten Thermometer zu beobachten glaubte, dass die Speisen in einer

[1] A. P. W. Philip *249.* p. 71. 72., *223.* 1829. Part. I., *231.* XXV. 1829. Nr. 549. p. 321. 322., *272.* p. 108; Herbert Mayo *226.* p. 148. — [2] *140.* p. 59. 60. 74–76.

Cirkeltour längs der grossen Curvatur zum Pförtner, von diesem längs der kleinen Curvatur zur Cardia zurückgeführt würden, und von hier wieder durch den Fundus zur grossen Curvatur u. s. w. wanderten. Es werde dann bei jeder Umwälzung die Speise an den Pförtner hinabgedrückt, so dass jedesmal ein Theil in das Duodenum austrete. Eine schichtenweise Verdauung sei dabei nicht zu beobachten, und es komme schon im Verlauf einer halben bis ganzen Stunde zu einer gleichmässigen Mischung.

Später stellte dann Brinton eine andere Hypothese auf, welche allerdings im Stande zu sein scheint, die Vorgänge genügend zu erklären, und mit den Beaumont'schen Beobachtungen sehr gut in Einklang zu bringen ist. Er verglich den Magen mit einem Cylinder, in welchem ein in der Mitte durchbohrter Stempel vorgeschoben, in dem also direct auf die peripheren Schichten des Inhalts in einer bestimmten Richtung gewirkt wird, während die centralen gezwungen werden, in der entgegengesetzten Richtung auszuweichen. Es entsteht somit ein axialer rückläufiger

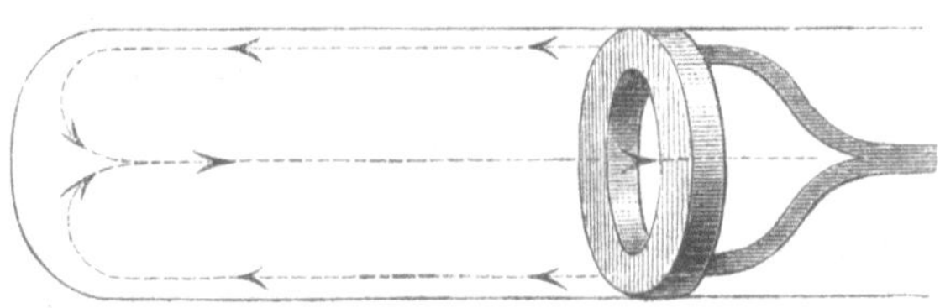

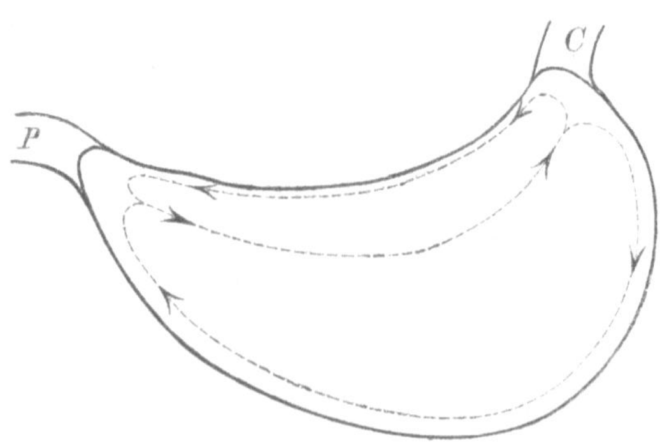

Strom, der, wegen der Krümmung des Magens, der kleinen Curvatur näher liegen muss wie der grossen. Aus diesem

Grunde habe auch Beaumont die rückläufige Bewegung an die kleine Curvatur selbst verlegt. — Die axiale Rückströmung wird unterbrochen, wenn sich die Pförtnerhöhle durch die peristaltische Bewegung verschliesst; dann wird jedesmal ein kleiner Theil des Inhalts in das Duodenum gepresst.[1]

An Brinton schlossen sich Luton (*465.* p. 155), Raymond (*470.* p. 20), Lesshaft (*233.* Bd. LXXXVII p. 79), ferner Donders (*216.* p. 294), doch nicht mit voller Bestimmtheit, an. Die Beaumont'sche Lehre fand zahlreiche Anhänger (Penzoldt *198.* p. 24; Foster *480.* p. 270), doch meist unter Annahme von kleinen Modificationen. So behauptete Schultz (*175.* p. 78—80), dass bei Pflanzenfressern die kleine Curvatur fast ganz unbeweglich sei, und dass desshalb bei ihnen der Mageninhalt im Kreise herum gedreht werde; bei Fleischfressern aber werde auch an der kleinen Curvatur die Speise, wenn auch weniger schnell, von links nach rechts bewegt und die Kreisbewegung fehle. Die Omnivoren hielten auch in diesem Punkt die Mitte zwischen Herbivoren und Carnivoren (vergl. Hyrtl *238.* p. 719). Valentin (*136.* p. 250. 251) nimmt für mittelgrosse Speisemassen die Beaumont'sche Cirkeltour an, glaubt aber, dass sie bei bedeutender Anfüllung nicht stattfinden könne. Nach Longet (*130.* I. p. 146) und Leubuscher (*479.* p. 432) wird nur flüssige und breiige Nahrung in der von Beaumont angegebenen Weise bewegt, was für feste Massen unmöglich sei.

Man vergleiche Schiff (*131.* II. p. 327. 328), der sehr feine Unterschiede macht. Nach Leven (*134.* p. 11. 13) rückt die Speise von links nach dem Centrum und von hier nach dem Pförtnertheil. Nur in diesem werde sie hin und zurück getrieben. Nach Henle (*219.* p. 225) wird den Speisen eine bestimmte Richtung überhaupt nicht mitgetheilt. — Der neue Bissen wird nach einigen Autoren stets in das Centrum der vorhandenen Masse versenkt (Eberle *126.* p. 154; Burdach *176.* p. 175 176); nach Lesshaft (*233.* Bd. LXXXVII p. 80) aber gerade an der Peripherie vertheilt. — Man vergleiche auch Abercrombie *171.* p. 89; J. Müller *174.* I. p. 500; O. Funke *210.* p. 265.

Die Lehre von der Trituration.

Am Ende des 17. Jahrhunderts tauchte eine neue von der Schule der Jatromechaniker vertretene Lehre über die Verdauung auf, welche die motorische Kraft des Magens ganz in den Vordergrund drängte und diese für das alleinige

[1] Brinton *213.* VIII. 1849. p. 1028. 1029; *214.* 1849. I. p. 132; vergl. *469.* Vol. V. Splb. p 313; *215.* 1859; *214.* 1859. III. p. 188; *129.* p. 8–10.

oder doch weit vorwiegende Moment des Verdauungsprocesses erklärte. Es ist dies die Lehre von der Trituration, der Zerreibung der Speisen im Magen, welche mittelst der activen und passiven Bewegungen vollführt werden sollte. Diese Lehre war, wie oben bemerkt, schon von Erasistratus[1] aufgestellt worden, wurde seitdem zwar hie und da erwähnt, ohne jedoch einen einzigen wirklichen Anhänger unter den Autoren zu finden.[2]

Man fusste zunächst auf den Untersuchungen über die Muskelstärke des Magens der körnerfressenden Vögel, und glaubte sich berechtigt, dieselben ohne weiteres auf den Menschen zu übertragen. Zum Theil räumte man neben der Zerreibung auch dem Magensaft einen gewissen verdauenden Einfluss ein,[3] theils glaubte man, dass derselbe lediglich zur Erweichung der Speise beitrage, damit der Magen durch deren Härte nicht verletzt werde,[4] theils aber bestritt man die Bedeutung oder doch die Nothwendigkeit des Magensaftes ganz und gar.[5]

Die Gegner führten besonders an, dass durch die Zerreibung die Nahrung in ihrer Natur gar nicht verändert, nicht assimilirt werden könne, dass man bei den Berechnungen über die Kraft des Magens nicht berücksichtigt habe, dass er ein Hohlmuskel sei,[6] dass nicht der ganze Magen aus Muskelsubstanz bestände,[7] dass die Structur des Magens für die Zerreibung nicht kräftig genug sei.[8]

Es wurden dann Beobachtungen veröffentlicht, welche direct gegen die Triturationslehre sprachen: dass Menschen weiche Körper, Weintrauben verschluckt und lange Zeit unversehrt im Magen behalten haben sollten,[9] oder dass man bei von einem Hunde verschluckten Würfeln die knöchernen Augen angefressen, dass umgebende Holz intact fand.[10]

---

[1] *1.* lib. I Procemium. — [2] Cicero *1.* „exterendo cibo"; Dionysius Aegeus *4.* — [3] Verdries *79.*, *78.* p. 144. — [4] Hecquet *77.* II p. 420. — [5] Pitcarnius *74.* p. 247. 248; Leeuwenhoek *75.* P. I p. 61. — [6] Astruc in *77.* II p. 422—425. — [7] Le François *81.* p. 306 ff. — [8] Astruc l. c. p. 428. — [9] Kerkringius *64.* p. 19; Stephan Bacmegrey *82.* Frühlingsquartal 1719. p. 593. vergl. Haller *115.* p. 270. — [10] Martin und Lindern *60.* 1732. p. 29.

Es hatte zuerst Borelli (*72.* p. 287—289) und bald nach ihm Redi (*73.* p. 68—73) und Magalotti (cit. *164.* p. 9) der Muskelstärke des Magens einiger Thiere und besonders der körnerfressenden Vögel eine grössere Aufmerksamkeit geschenkt. Die Kraft dieser musculösen Magen findet sich allerdings auch schon früher hie und da erwähnt; Peyer (*37.* p. 112) bezeichnete den Muskelmagen der Vögel als eine lebende Mühle, und es hatten schon Arveus und Th. Cornelius, wie Redi (l. c. p. 68) erzählt, die Behauptung aufgestellt, dass die Verdauung bei den Vögeln zum grossen Theil durch die Zerreibung und mechanische Zerkleinerung bewirkt, oder wenigstens unterstützt werde. Borelli machte einen Versuch die Kraft des Hühnermagens mathematisch zu berechnen (1350 Pfd.), während Redi und vor ihm schon die Academia del Cimento an lebenden Vögeln (Hühnern, Kapaunen und Tauben) untersuchten, ob und in welcher Zeit feste Körper, z. B. Glasperlen, im Magen zerrieben resp. abgerieben werden. Redi selbst erklärt sich gegen die Ansicht, dass die Zerreibung allein im Stande sei, bei den Vögeln die Verdauung zu bewerkstelligen (p. 73.). Allerdings schien dann Verheyen (*71.* lib. I p. 57) geneigt, der Trituration auch bei der Verdauung im Menschenmagen eine nicht unwesentliche Rolle zuzuschieben, denn er behauptet, dass die Speisen durch die activen und passiven Magenbewegungen unter Beihülfe der Falten der Mucosa gewissermassen zerrieben werden, gleichwie das Sprüchwort sage: „gutta cavat lapidem non vi sed saepe cadendo" (ibid. lib. II p. 258.).

Pitcarnius ist aber der erste, welcher die Trituration ganz in den Vordergrund stellte und behauptete, dass die Verdauung nicht durch einen Verdauungssaft geschehe (*74* p. 248), sondern dass durch die Kraft der Magenwand unter Beihülfe der Bauchmuskeln und des Zwerchfells auch feste Stoffe sehr bald in kleinste Theile aufgelöst werden können (p. 250.). Die Magenwand selbst werde dabei nicht abgerieben, weil sie fast nie in gegenseitige Berührung komme und vielmehr die Speisen immer an einander reibe (p. 251.) Er stellt die Kraft eines Muskels in directe Proportion mit seinem Gewicht und berechnet — unter Zugrundlegung der Borellischen Berechnung über die Kraft des flexor pollucis — für die Kraft der Bauchmuskeln und des Zwerchfells zusammen die unsinnige Zahl von 461 219 Pfd., für die des Magens selbst 117 088 Pfd.,[1] welche Kräfte zusammen, wie er meint, wohl genügen möchten, die Speise zu zerkleinern (p. 260.)

Gleichzeitig etwa und mit derselben Entschiedenheit erklärte sich Leeuwenhoek (*75.* P. I p. 60. 61) für die neue Theorie. Verdries (*78.* p. 37., *79.*) will zwar nicht in allen Punkten mit Pitcarnius übereinstimmen, glaubt aber doch, dass die den Magen be-

[1] Dies sind die Zahlen, die ich in der angegebenen Ausgabe finde. In anderen Ausgaben scheinen dieselben auch verändert zu sein; wenigstens citiren Astruc u. a. kleinere Zahlen.

wegenden Kräfte sehr gross sind. Er folgt im ganzen den Ausführungen Pitcairn's, vergleicht die Wirkung der Falten, Zotten und Runzeln auf die Nahrung mit der einer Feile (p. 38), und spricht sich endlich (p. 112) dahin aus, dass allerdings der Tritus nicht das allein Wirksame, aber doch das Wesentliche sei, und dass dadurch die Nahrung zuerst zerkleinert werden müsse, damit der Verdauungssaft auf sie einwirken und sie auflösen könne (p. 114.).

Gegen diese Ansichten erhob sich bald Astruc (*77.* II p. 415 ff.). Wenn die Bewegungen auch im Stande wären, die Nahrung in kleine Theile zu zerlegen, so würde dieselbe doch ihrer Natur nach gar nicht verändert (p. 422. 423.). Das Brod würde als Brod wieder in unserem Körper abgesetzt werden. Aber in der That seien zu einer solchen Kraftleistung die Contractionen der betreffenden Muskeln nicht genügend (p. 424.) Die Pitcairn'sche Berechnung der Kraft derselben sei ganz falsch, denn man dürfe den Effect eines in gerader Richtung wirkenden Muskels, wie des flexor pollucis, nicht in Vergleich stellen mit einem Hohlmuskel. — Astruc selbst berechnet die Kraft des Magens auf 3 Unzen, die der Bauchmuskeln und des Zwerchfells zusammen auf 4 Pfd. (p. 425.) — Ein anderer Autor, Hales, (cit. *287.* p. 481) berechnete die Kraft des Magens auf 20 Pfd.

Andererseits erklärten sich dann wieder Duverney (*92.* p. 204. 205), Raphael Davy (*84*), Morgagni (*85.* p. 33–50) für die Triturationslehre; Boerhaave (*86.* Nr. 77. 86) suchte sie mit anderen Theorien zu combiniren.

Speciell gegen die Schrift des Astrucius wandten sich Senés (*60.* 1715 p. 257 ff.) und ein ungenannter Autor in einem Briefe an Pitcairn (*74.* p. 370 ff.). Als der bei weitem energischste Vertheidiger der Triturationstheorie ist dann aber Hecquet zu nennen, der das System nicht nur auf den Magen, sondern auf den ganzen Körper und alle Verrichtungen desselben auszudehnen versuchte. Soweit ich finde, hat er sich zuerst in seinen Dispenses du carême (*76.* T. I cap. IV cit. in *77.* II p. 420) hierüber ausgesprochen, ein Werk, das mir leider nicht im Original zugänglich war. Die Zertheilung, sagt er, fange im Mund an, und werde in dem hohlen Magenmuskel, auf den die Kraft von einer Million Muskelfasern einwirke, unter Beihülfe der benachbarten Muskeln des Unterleibes und des Zwerchfells, die zusammen wie ebenso viele Hände wirken, geknetet, aufgelöst und zerbrochen (broyer.) Der Zweck der Flüssigkeiten beschränke sich darauf, die Speise zu erweichen und der Einwirkung des Magens unterwürfig zu machen, damit er nicht durch ihre Härte verwundet oder durch ihren Widerstand aufgehalten werde. Der Magen sei eine Mola philosophica animata. Nicht durch Annäherung und Aneinanderreiben der Wände komme es zur Zerreibung, sondern durch den Zusammenstoss der continuirlich zwischen den Wänden hin und her getriebenen

Materie, welche durch deren Bewegung gerollt, gepresst und geknetet werde (*77.* II p. 115—118.).

Der zu Ende des 17. und zu Anfang des 18. Jahrhunderts mit grosser Hitze geführte Kampf beruhigte sich dann ziemlich bald, und die ganze Lehre verfiel in einen gewissen Grad von Vergessenheit. Sie wurde seitdem bis auf unsere Zeit nur von einer verhältnissmässig sehr geringen Zahl von Autoren erwähnt, und besonders in der nachhallerschen Zeit hat die überwiegende Mehrzahl derselben, ebenso wie Haller selbst, die Theorie ausdrücklich verworfen.[1]

Es bewiesen dann die Untersuchungen von Réaumur[2] und Spallanzani,[3] dass die früher von der Academia del Cimento, von Borelli, Redi und Magalotti angestellten Beobachtungen richtig seien, d. h., dass in dem Muskelmagen vieler Vögel in der That eine Zerreibung stattfindet, dass aber auch diese Thiere geeignete Stoffe ohne Zerreibung verdauen können. Spallanzani führte zugleich den Beweis, dass bei Hunden gar keine Zerreibung stattfinde, was kurz vorher Stevens[4] für den Menschen durch directe Versuche an einem Polyphagen constatirt hatte. — Trotzdem standen auch später noch manche Autoren dieser Anschauung nahe.

---

[1] Man vergleiche hierzu: Vieussens *80.*, *77.* II p. 507. 510; Helvetius in *60.* 1719. p. 336; Réaumur *60.* 1719. p. 33; Lister *90.* p. 141—143; Kämpffer *101*; Heister *106.* I p. 219—226; Haller *115.* p. 262. 263. 274; Hales *183.* p. 147; Quesnay *277.* III p. 14; Cheselden *286.* p. 152 ff.; Lorry *327.* II p. 288; Protasow *123.* p. 32; Stevens *287.* p. 480 ff.; Renaudin *283.* p. 17. 18; Biener *147.* p. 6. 7; Spallanzani *164.* p. 241; Ludwig *199.* p. 139; Richerand *148.* p. 187; Chaussier und Adelon *166.* IX p. 415; Piorry *166.* XL p. 468; Leveling *145.* p. 342. 343; Magendie *168.* p. 289. 299; Tiedemann und Gmelin *149.* p. 309; Eberle *126.* p. 54. 156; Schultz *175.* p. 98; J. Müller *174.* I p. 499. 532; Bostock *469.* Vol. II p. 22; Becker *173.* p. 139; Valentin *205.* p. 52., *136.* I p. 248; Longet *177.* II p. 319., *130.* I p. 142; Frerichs *137.* III. 1. p. 797; Béclard *476.* p. 76; Funke *210.* p. 265; Colin *212.* p. 699; Luton *465.* p. 153; Leube *194.* VII 2. p. 17; Raymond *470.* p. 17. 18; Pavy *493.* p. 46. — [2] *60.* 1752. p. 266 ff. 461. — [3] *164.* — [4] *287.*

Man vergleiche von den älteren Autoren noch Bohnius *65.* p. p. 150; G. Chr. Wolff *67.* p. 9. 10; M. Lister *90.* p. 140; M. Peaget *94*; Perrault *97.* Vol. I T. I p. 426; M. M. Müller *98.* p. 5.

Für die Polypen behauptete Trembley (*159.* p. 122), dass in ihrem Magen die Nahrung weniger zusammen gepresst, als vielmehr zerbrochen (briser) werde, und von Bertin (*60.* 1746. p. 32) wird eine Zerreibung für den Pferdemagen, von Flourens (*292.* p. 41) für den Pansen der Wiederkäuer angenommen. Von Chaupin (*156.* p. 4) wurde der Effect der activen Bewegungen des menschlichen Magens mit dem Pressen zwischen 2 Händen, von Seiller (*118.* p. 18) mit der Wirkung einer Kelterpresse (torcular) verglichen.

Deich (*154.* p. 19), Cassebohm (*184.* p. 30), Burcard (*155.* p. 15). Cheselden (*286.* p. 216), Renaudin (*283.* p. 19), Gattenhof (*200.* p. 32), Bosquillon (*328.* p. 211) und Leared (*215.* 1878. II p. 845) gebrauchen die Ausdrücke attritus, atteri, trituration ohne nähere Erläuterung; Roussel (*309.* p. 2), Sprengel (*143.* p. 336), Portal (*124.* V p. 166) und Richerand (*148.* p. 199) behaupten, dass auch beim Menschen eine leichte Zerreibung stattfinde, und selbst Beaumont (*140.* p. 76), Eberle (*126.* p. 55) und Burdach (*176.* p. 175) sprechen von Zerdrücken und Zerkneten, wie Moreau (*484.* p. 24) von einem „mortier stomacal“, Pavy (*493.* p. 40) von einer „compressing action“ des Pylorustheils.

Aber auch die Ansicht, dass in der That eine eigentliche Zerreibung im menschlichen Magen stattfinde, hat selbst in unserem Jahrhundert noch mehrere und zum Theil sehr entschiedene Anhänger gefunden, obwohl niemand es wagte, die Trituration für das einzige die Verdauung bewirkende Moment zu erklären. Auffallender Weise sind es ausnahmslos französische Autoren, die hier zu erwähnen sind.

Es war im Anfang dieses Jahrhunderts Dumas,[1] der behauptete, dass der menschliche Magen die Mitte halte zwischen den beiden Arten von Mägen mit musculöser und membranöser Structur. Er könne einen ziemlich kräftigen Druck ausüben, um die zwischen seinen Wänden enthaltenen Substanzen zu zertheilen, zu zerbrechen und zu zerreiben. Allerdings gibt Dumas (p. 302) zu, dass der Einfluss der Zerreibung auf die Verdauung beim Menschen nicht mit dem bei Vögeln verglichen werden könne (vergl. p. 345). — Nach

[1] *139.* I p. 305.

Blondlot findet die Zerreibung nur im Pförtnertheil statt, und diesen vergleicht er geradezu mit dem Muskelmagen der Vögel.[1] Bei der Verdauung theile sich der Magen in zwei Hälften; in dem Pförtnertheil erlange dann die Bewegung eine solche Energie, dass man glauben könne, dass dieser Theil sich alsbald in einen wirklichen „gésier“ verwandele, der die chymöse Masse zerreibe und knete.[2]

In neuester Zeit hat dann Leven die Frage mit grossem Eifer wieder aufgenommen.

Es ist hier nicht der Ort, auf die historische Darstellung dieses Autors, gegen deren Ton und Inhalt sich vieles einwenden liesse, näher einzugehen. Ich will nur erwähnen, dass er Blondlot's Arbeiten nicht citirt, sich aber mit Rücksicht auf die Triturationslehre selbst vollkommen an ihn anschliesst, in dieser Richtung also wirklich gar nichts neues zu Tage fördert.

Nach ihm ist der Cardiatheil das Reservoir. Hier contrahirt sich der Magen schwach, um einen Theil der Nahrung nach dem Centrum zu treiben, wo sie sich mit Magensaft imprägnirt, und dann weiter nach rechts in den Pförtnertheil rückt. In dem letzteren wird sie dann comprimirt, gestossen, zerkleinert und stark gepresst und hin und her getrieben. Die Nahrung unterliegt hier einer wahren Zerreibung.[3] Der Magensaft sei nur ein Hülfsmittel für den Magenmuskel.[4]

Anhänger hat Leven unter den Autoren bis jetzt nicht gefunden; auch hat niemand seine Ansichten einer Widerlegung für würdig erachtet. —

Uebrigens hat Busch einen Versuch gemacht, die Kraft der peristaltischen Bewegung direct zu bestimmen (*233.* 1858. XIV p. 153); leider konnte er nur am Darm experimentiren. Er fand die Peristaltik an demselben so kräftig, dass sie eine Wassersäule bis zu 2 Fuss Höhe überwand. Ein mit Quecksilber gefülltes Glasrohr von zusammen 26½ Loth Gewicht wurde noch ausgestossen.

Für den Magen selbst endlich fand Uffelmann (*150.* 1877. XX p. 546) nach der Einführung von 300 Gramm Flüssigkeit in einer senk-

---

[1] Vergl. Retzius (*127.* 1857 p. 74., *188.* Bd. 98. p. 18): der Muskelmagen der Vögel sei nichts anderes, als ein kunstvoll ausgearbeitetes Antrum pyloricum. — [2] *179.* p. 64. 66. 180. 190., *293.* p. 285 ff., *264.* 1855. p. 166. 191. — [3] *132.* p. 368. 369. — [4] *134.* p. 18. Man vergleiche überhaupt *134.* p. 1 bis 14, 16—18. 112. 366. 367; *133.* 1875. 49. p. 609; *132.* p. 366 ff.; *188.* Bd. 171. p. 119.

recht auf der Fistel befestigten, 7,5 Millimeter im Lumen haltenden Röhre ein Ansteigen von bis zu 8,5 Centimeter über den Hautrand. Neben diesem Effect der peristaltischen Bewegung war für jede ruhige Inspiration ein Steigen von 6 bis 12 Millimeter zu constatiren. Die Exspiration ging mit einem annähernd ebenso starken Fallen einher.

B. DIE NORMALEN MOTORISCHEN VERRICHTUNGEN DER CARDIA.

1. Anatomisches.

Es ist schon oben darauf aufmerksam gemacht worden, dass nach der Ansicht der meisten Autoren schief gerichtete Faserzüge die Cardia von links und von rechts in Form von Schleifen oder Schärpen umziehen. Man bezeichnete sie nach dem ersten Entdecker als „collaris Helvetii“[1], und hat sie als Fortsetzung der Ringsmusculatur des Oesophagus aufgefasst. Während ein Theil der Autoren annimmt, dass nur eine solche Schärpe von links umgelagert sei, nehmen andere zwei dergleichen, eine auf jeder Seite an.[2]

Nach Richerand (*148.* p. 217) kommen sie auch beim Pferde vor. Cruse (*294.* p. 7) lässt sie von den schiefen Fasern des Oesophagus abstammen. Nach Protasow (*123.* p. 11. 23) finden sie sich nicht ganz constant. Vergl. die „anse musculaire“ von L. de Séré (*236.* p. 8.).

Alle waren der Ansicht, dass diese Fasern eine die Cardia verengende Wirkung haben und zum Theil bezeichnete man sie ausdrücklich als Sphincter Cardiae.[3]

Häufiger jedoch wurde die letztere Bezeichnung für den untersten Theil der Ringsfaserschicht des Oesophagus selbst gebraucht, dem man eine ähnliche Bedeutung zuerkannte, wie dem Sphincter pylori.[4]

---

[1] Cruse *294.* p. 7. — [2] Duverney *92.* p. 181; Bertin *60.* 1746. p. 34 und 1761. p. 58 ff.; Portal *124.* V p. 160. 161; Leveling *145.* I p. 323; Sappey *471.* p. 160. 164.; Protasow *123.* p. 23. 11; Renaudin *283.* p. 7; Adelon *146.* II p. 355. — [3] Brinton *129.* p. 7; Duverney und Protasow ll. cc.; vergl. Lesshaft *233.* Bd. 87. p. 80.; und Hyrtl *120.* p. 617. — [4] Duverney *92.* p. 183. 184; Haller *115.* p. 128; Bertin *60.* 1746. p. 23; Seiller *118.* p. 7; Protasow *123.* p. 23; Tiedemann und Gmelin *149.* I p. 292; Hildebrandt *122.* p. 269; Becker *173.* p. 21; Valentin *136.* I. p. 251; Rühle *235.* p. 55; Brinton *213.* VIII. 1849. p. 1031; Colin *212.* p. 696; Pavy *493.* p. 39; Sappey *471.* p. 164.

Nach Rouget (*133*. 1852. p. 19; *214*. 1852. I. p. 133) erlangt dieser Sphincter bei Kaninchen und Meerschweinchen das Maximum einer Entwicklung, und gibt so den Grund dafür, dass diese Thiere sich nicht erbrechen.

Portal (*124*. p. 161), Schiff (*131*. II. p. 333), Luschka (*142*. XXVII. 1. 1870. p. 10., *188*. Bd. CXLVI p. 3), Gyllenskoeld (*263*. 1862. p. 134), Giannuzzi (*298*. 1865. p. 3) und Cruveilhier (*468*. p. 122) behaupten, dass gar kein besonderer eigentlicher Sphincter existire. — Die Angabe, dass das longitudinale zwischen Pförtner und der kleinen Curvatur verlaufende Faserbündel die Fähigkeit habe, die beiden Oeffnungen zu verschliessen, fand ich unter den nachhaller'schen Autoren nur noch von Kazawski (*138*. p. 9) und Seiller (*118*. p. 17) erwähnt.

Die Musculatur der Cardia ist fast ausschliesslich glatt; nur selten setzen sich einzelne quergestreifte Fasern noch bis in den unteren Theil des Oesophagus fort.[1]

Eine Klappe, wie sie beim Pferd bestehen soll[2], findet sich beim Menschen an der Cardia nicht.[3] Wohl aber wird beim Verschlucken eines jeden Bissens eine Schleimhautfalte („bourrelet") vom Oesophagus in den Magen vorgetrieben.[4]

2. Die normalen activen Bewegungen der Cardia.

Die Cardia wird wahrscheinlich nicht, wie andere mit Sphincteren versehene Oeffnungen durch eine einfache tonische Zusammenziehung ihrer Musculatur geschlossen, sondern durch eigenthümliche Bewegungen, die an ihr und im unteren Drittel des Oesophagus platzgreifen. Dieselben bestehen in abwechselnden Zusammenziehungen und Erschlaffungen, oder vielmehr es wird durch eine ab- und aufwärts wandernde peristaltische

---

[1] Vergl. Roth *220*. p. 24; Gilette *270*. 1872. p. 617. cit. in *489*. Bd. V Th. II p. 423 — [2] Schultz *175*. p. 80. — [3] Rudolphi *202*. p. 99; Hildebrandt *122*. p. 269; Valentin *136*. p. 252. — [4] Hallé cit. *226*. p. 146. 147; Magendie *245*. 1815. p. 46. cit. *170*. p. 15; Bégin *166*. T. LVIII p. 335; Herbert Mayo *226*. p. 147; Adelon *146*. p. 353. 425; Meissner und Schmidt *169*. p. 306; Burdach *176*. p. 167.

Welle ein fest contrahirter Ring stets von oben nach unten und von unten nach oben geschoben. Die Zusammenziehung ergreift also die Cardia nur von Zeit zu Zeit, hört aber niemals auch nur für einen Augenblick im Oesophagus ganz auf.

Man kann diese Bewegungen theils am frei gelegten Magen und Oesophagus sehen, theils mit dem durch eine Magenfistel in die Cardia und den unteren Theil des Oesophagus eingeführten Finger fühlen.

Die Bewegungen an der Cardia sind in dieser Weise von Schiff (*131.* II. p. 317. 332 ff.) beschrieben worden. Der erste, welcher sie überhaupt beobachtete, war Magendie (*245.* 1815. p. 46; *167.* II. p. 74. 75; *168.* p. 286. 302. 303; vergl. *170.* p. 13. ff.). Seine Beschreibung unterscheidet sich von der Schiff's nur dadurch, dass die Erweiterungen auf einmal in der ganzen Strecke erfolgen sollten, und es also Momente gäbe, in denen in der That die Passage ganz frei wäre. Doch gibt Magendie an, dass diese Momente sehr kurz wären, dass während derselben gewöhnlich nichts von dem Mageninhalt nach oben austrete, sondern dass die eventuell in den unteren Theil des Oesophagus eingetretenen Substanzen durch eine peristaltische Zusammenziehung sofort wieder in den Magen zurück getrieben würden. Mit der grösseren Anfüllung des Magens werde die der Erweiterung zugemessene Zeit kürzer, während die Zusammenziehungen dann länger dauerten. Bei überfülltem Magen währen die letzteren nach Magendie selbst bis zu 10 Minuten, sonst etwa 30 Secunden und mehr.

Die Lehre ist in der von Magendie aufgestellten Form und meist mit Erwähnung des Umstandes, dass die Oeffnung dabei für von oben gegen sie andrängende Bissen stets durchgängig bleibt, von den meisten Autoren anerkannt worden (Monfalcon *166.* T. XXXVII p. 188. 189; Piorry *166.* T. XXXX p. 467; Bégin *166.* T. LVIII p. 335. 336; Herbert Mayo *226.* p. 147; Adelon *146.* p. 425. 426. 430; Meissner und Schmidt *169.* p. 306; J. Müller *174.* I. p. 498. 499. II. p 67; Burdach *176.* p. 167. 168; Valentin *136.* p. 251; Stamm *295.*, *188.* Bd. XXXIV p. 173; Rühle *235.* p. 44; Donders *216.* p. 290; Romberg *296.* p. 464; Longet *130.* I. p. 140. 141; Colin *212.* p. 699; man vergl. Leuret und Lassaigne *125.* p. 124; Tiedemann und Gmelin *149.* I. p. 292; Eberle *126.* p. 51; Brinton *129.* p. 7). Gegen dieselbe hat sich nur Angelo Mosso erklärt (*297.*, *221.* XI. p. 340., *298.* XII 17. 1878., *188.* Bd. CLXIII p. 122).

Wie es scheint werden diese Ansichten eine durchgreifende Umgestaltung in kürzester Frist erfahren infolge der von J. Mikulicz[1] mit dem Oesophagoskop angestellten Untersuchungen. Derselbe fand dabei nemlich den mittleren und unteren Theil des Oesophagus stets weit geöffnet, klaffend, nicht geschlossen, so dass es bei günstiger Stellung des Untersuchten gelang, den ganzen Oesophagus von der Höhe des manubrium sterni nach abwärts bis zur Cardia zu gleicher Zeit zu übersehen. Mikulicz versucht, dieses Klaffen des Oesophagus durch den dauernd und auch noch bei der Exspiration im Thorax vorhandenen negativen Druck zu erklären. Immerhin schwanke das Lumen der Speiseröhre etwas mit den Respirationsphasen. — Man beobachte ausser diesen respiratorischen Bewegungen noch pulsatorische, vom Herzen und der Aorta fortgeleitete, und endlich active peristaltische Bewegungen in Form von leichten Oscillationen, die bei Schluck- und Würgebewegungen auftreten.

Einen sphincterartigen Abschluss zwischen Magen und Speiseröhre konnte Mikulicz niemals sehen, auch hier schien der Uebergang ein vollkommen offener zu sein. Er glaubt, dass der in Ruhe befindliche Magen gegen den Oesophagus gar nicht abgeschlossen ist, dass sich dagegen der contrahirte Magen durch eine ventilartige Vorrichtung oder durch die Wirkung von eigenartig in seiner Wand verlaufenden Muskelzügen an der Cardia abschliesst. Er vermuthet, dass die von den schiefen Fasern an der Cardia gebildeten Schleifen geeignet sind, einen solchen Verschluss zu Stande zu bringen.

Die Cardia ist nach der fast allgemein verbreiteten Ansicht an und für sich etwas weiter als der Pförtner. Ein Theil der älteren Autoren suchte diesen Umstand darin zu begründen, dass durch die Cardia eventuell auch dickere und festere Speisen müssten durchtreten können.[2]

---

[1] *462.* 1881. Separatabdruck p. 22 ff. — [2] Duverney *92.* p. 177; Portal *124.* p. 158; Chaussier und Adelon *166.* IX p. 407; Adelon *146.* T. II p. 353.

Dass in passiver Weise durch Erschlaffung der circulären und schiefen Fasern eine Erweiterung der Cardia stattfinden könne, hat Niemand bezweifelt. Dass aber auch eine active Dilatation und zwar durch Zusammenziehung der vom Oesophagus auf den Magen übergehenden Längsfasern zustande kommen kann, ist zuerst von Eberle[1] angedeutet, von Rühle,[2] Brinton,[3] Wundt,[4] Vulpian[5] und Sappey[6] behauptet, von Schiff bewiesen worden.

Man nehme von diesen Fasern an, sagt letzterer, dass sie den Oesophagus verkürzen, den Magen an ihn heranziehen und den die Cardia rings umgebenden Theil nach der Cardiaöffnung hin verschieben, wodurch die ganze Magenhöhle etwas enger, die kleine Curvatur kürzer wird. Ist aber der Magen stark gefüllt, so verenge er sich nicht leicht, und die betreffenden Fasern würden bei der Zusammenziehung nicht sowohl den Oesophagus verkürzen, als die Cardia auseinander ziehen. Dasselbe geschehe auch bei geringerer Füllung, sobald gleichzeitig das Zwerchfell in Thätigkeit gesetzt sei, da die Speiseröhre mit der Zusammenziehung des Zwerchfells etwas nach unten gezogen werde. Wenn dann gleichzeitig jene Fasern sich contrahirten, so sei deren fester Punkt am Magen, und es trete dann vorzugsweise die Wirkung des an ihm befestigten radialen Theils jener Fasern in die Erscheinung. — Da diese Erweiterung der Cardia eine unerlässliche Bedingung für den Brechakt ist, und da dieser ausblieb, wenn die genannten Fasern zerstört (zerquetscht) wurden, so glaubte Schiff bewiesen zu haben, dass gerade sie die Erweiterung der Cardia besorgen (*221.* IX 1867. p. 353 ff., *188.* Bd. 136. p. 151. — vergl. auch *188.* Bd. 114. p. 398., *214.* 1867. I p. 175. 326, sowie W. Zenker *486.* XXVI 1869. p. 471.)

Dass die Cardia an sich schlussfähig ist, scheint danach ausser allem Zweifel. Vielleicht ist sie überhaupt stets, oder doch fast stets und auch ausser der Verdauung geschlossen, und wird nur während des Schlingaktes constant eröffnet.[7]

Jedenfalls ist sie aber während der Verdauung und besonders in der ersten Zeit derselben fest geschlossen.[8]

---

[1] *126.* p. 171. — [2] *235.* p. 55. — [3] *213.* VIII 1849. p. 1031. — [4] *188.* Bd. 114. p. 398. — [5] *135.* p. 59. — [6] *471.* p. 163. 164. — [7] Duverney *92.* p. 184; Dumas *139.* I p. 324; Richet *280.* p. 161; S. Mayer *489.* Bd. V. Th. II p. 430. — [8] Leveling *285.* p. 26; Batigne *158.* p. 61; Schüling *144.* p. 33; Dumas *139.* I p. 323. 324; Richerand *148.* p. 206; Grimaud *165.* II p. 214; Meckel *211.* p. 268; Zengerle *191.* p. 14; Béclard *476.* p. 74; Longet *130.* I p. 140; Zenker *486.* XXVI 1869. p. 470; Colin *212.* p. 698. 699; Sappey *471.* p. 164.

Auch Gase können in der Regel nicht durchtreten; dies geschieht nur dann, und es entstehen Ructus, wenn die Cardia erschlafft.[1] Doch sind Gase mehr befähigt die Cardia zu eröffnen, wie flüssige und feste Stoffe.[2]

Die Zusammenziehung kann auch am vollständig ausgeschnittenen Magen noch fortdauern.[3]

Nach Leubuscher (*479.* p. 432) fallen die den Verschluss bewirkenden Zusammenziehungen gewöhnlich mit dem Moment der Inspiration zusammen. — Dumas (*139.* I p. 345) nimmt antagonistische Beziehungen zwischen Pförtner und Cardia an, so dass immer eine der Oeffnungen sich dann erweitere, wenn die andere sich zusammenzieht.

Man vergleiche Leveling *285.* p 20; Stamm *295.*, *188.* Bd. 34. p. 173; Henle *219.* p. 226; Brinton *469.* Vol. V Splb. p. 312., *213.* VIII 1849. p. 1026., *231.* 1849. Nr. 198., *214.* 1849. I p. 132; Giannuzzi *298.* 1865. p. 3; Leube *194.* VII 2. p. 17.)

Mag nun die Cardia bei leerem Magen geöffnet oder geschlossen sein, jedenfalls wirkt die eingeführte Speise als Reiz, der den Verschluss veranlasst oder den vorhandenen verstärkt.[4] Vielleicht wird auch durch die bei der Inspiration durch das Zwerchfell stattfindende Einschnürung eine verstärkte active Zusammenziehung der Cardia und des unteren Theils des Oesophagus ausgelöst.[5]

Durch Reizung des Vagus, besonders durch die electrische, werden Zusammenziehungen des Oesophagus veranlasst, die sich eventuell peristaltisch nach unten fortsetzen, also auch die Cardia befallen.[6]

Eine Erweiterung der Cardia kann erzielt werden, wenn man eine Falte des Magens zwischen den Fingern presst,[7] oder wenn man die Schleimhaut der Cardia mit Inductionsströmen reizt — letzteres nur, wenn die Vagi am Hals intact sind.[8]

---

[1] G. van Swieten *152.* II p. 217; J. de Gorter *153.* II tract. 89. p. 149; C. Mohr *157.* p. 42; Magendie *168.* p. 302. — [2] Magendie *168.* p. 303; Donders *216.* p. 292. 293; Henle *219.* p. 226. — [3] Viridet *49.* p. 223; Duval, Rochard, Petit *133.* 1851. 28., *188.* Bd. 72. p. 16 für den Menschen; Haller *115.* p. 261.; Basslinger *222.* 1859. Bd. 37. p. 570 u. a. m. für Thiere. — [4] Bégin *166.* T. 58. p. 336. — [5] Budge *141.* p. 77. — [6] Oehl *188.* Bd. 143. p. 279. — [7] Schiff *131.* p. 464. — [8] C. Ludwig *477.* p. 613.

3. Einfluss des Nervensystems auf die Bewegungen der Cardia.

Die Durchschneidung der Vagi lähmt den ganzen Oesophagus; es hören dann auch die Bewegungen des unteren Drittels auf, welche den Verschluss des Magens bewirken.[1] Dabei kommt es aber nicht zu einer Lähmung der Cardia,[2] sondern man findet diese selbst direct nach der Durchschneidung in häufiger, unregelmässiger und abwechselnder Bewegung; nach einigen Minuten aber kommt es zu einer länger dauernden, krampfhaften Zusammenziehung der Cardia, die nur hie und da von momentanen Erschlaffungen unterbrochen wird, und sogar den Uebergang der Speise aus dem Oesophagus in den Magen hindert.[3]

Diese krampfhafte Zusammenziehung ist vielleicht die Folge einer Lähmung der die Erweiterung der Cardia bewirkenden Längsfasern,[4] vielleicht auch eine Folge der Entzündung der peripheren Enden der durchschnittenen Nerven.[5] — Der Sympathicus scheint dazu gar keine Beziehungen zu haben.[6]

Dass nach Zerstörung von Hirn- und Rückenmark im Oesophagus und Magen, und also auch in der Cardia eine übermässig gesteigerte Erregbarkeit sich entwickelt, und dass die Bahn für diesen Einfluss durch den Vagus geht, hat Goltz[7] bewiesen.

4. Die passiven Bewegungen der Cardia.

Es ist eine sehr bekannte Thatsache, dass die Fasern des Zwerchfells den Oesophagus schlingenförmig umgeben

---

[1] **Magendie** *170.* p. 15; **Astley Cooper** *133.* 1838. Nr. 7., *188.* Bd. 23. p. 280. — [2] **Leuret und Lassaigne** *125.* p. 132. — [3] **Schiff** *221.* 1867. 4. p. 353., *188.* Bd. 136. p. 152., *131.* p. 510. 511. 513. 333; **Claude Bernard** *188.* Bd. 93. p. 156. vergl. *489.* Bd. V Th. II p. 425. 426; **Bidder und Schmidt** *259.* p. 91 ff.; **Donders** *216.* p. 290; **Foster** *480.* p. 271. — [4] **Schiff** *188.* Bd. 114. p. 398. — [5] **Schiff** *131.* II. p. 377. 513. — [6] **Schiff** *131.* II. p. 507. — [7] *193.* 1872. VI p. 616 ff.

und sich vor und hinter demselben kreuzen. Es folgt daraus nothwendig, dass bei jeder Zusammenziehung des Zwerchfells eine gewisse Verengerung des Foramen oesophageum statt haben muss. Diese Ansicht ist von vielen älteren Autoren und namentlich von Haller warm vertheidigt worden und hat auch später viele Anhänger gefunden.[1]

Meistens jedoch hat man den Effect dieser Einschnürung bedeutend überschätzt. Aus der physikalischen Anordnung der Fasern, aus dem Umstand, dass der Oesophagus nur von beiden Seiten aus comprimirt wird, während er nach vorn und nach hinten einen gewissen Spielraum behält, geht genugsam hervor, dass die Compression keine sehr kräftige sein kann. Andererseits aber kann sie nicht ganz in Abrede gestellt werden.[2] Man wird wohl das richtige treffen, wenn man, ohne den Einfluss der passiven Bewegung ganz zu leugnen, doch die active Muskelcontraction für das hauptsächlichste den Cardiaverschluss bewirkende Moment erklärt.[3]

Ferner führte die Lehre von der angeblichen Rotation des Magens zu der Annahme, dass es dabei zu einer Abknickung des Magens vom Oesophagus komme, und dass dadurch der Verschluss der Cardia begünstigt werde. Beide Ansichten sind unzertrennlich von einander und stehen und fallen zu gleicher Zeit.

Diese zuerst von Heister (*106.* I p. 214) beschriebene Winkelbildung wurde von einer ganzen Reihe von Autoren angenommen. Es sollte bei dieser Abknickung an der Uebergangsstelle zwischen Oesophagus und Magen ein nach vorn offener spitzer Winkel entstehen, und zugleich dadurch eine Schleimhautfalte nach innen vorgetrieben werden, die, an der vorderen Wand der Cardia sitzend, dieselbe verengere (Protasow *123.* p. 23. 24; Renaudin *283.* p. 5; Cruse *294.* p. 4; Dumas *139.* I p. 300; Chaussier und Adelon *166.* IX p. 408; Portal *299.* p. 404. 405; Hildebrandt *122.* p. 264; Budge *141.* p. 42; Donders *216.* p. 291; Hyrtl *238.* p. 608; vergl.

[1] Duverney *92.* p. 153. 154; Heister *106.* I p. 214; Sprengel *143.* I p. 327; Portal *163.* II p. 315., *299.* p. 399; Leveling *145.* p. 319; Rudolphi *202.* p. 102; Burdach *176.* p. 167. 168; Budge *141.* p. 6. 76. 77. 81; Rouget *133.* 1852. p. 19., *214.* 1852. I p. 133; Bulatowicz *485.* p. 31; Hyrtl *238.* p. 608; Quain-Hoffmann *119.* p. 480. — [2] Protasow *123.* p. 22; Richerand *148.* p. 216. — [3] Brinton *129.* p. 7.

Rudolphi *202.* p. 121; Adelon *146.* p. 431; Longet *130.* p. 141). — Schiff, der die Rotation selbst leugnet, nimmt doch (*131.* II p. 524. 525) eine doppelte Knickung nach vorn und nach hinten an.

C. DIE NORMALEN MOTORISCHEN VERRICHTUNGEN DES PFÖRTNERS.

1. Anatomisches.

Die Musculatur des Magens verstärkt sich allmälig in der Richtung nach dem Pförtner hin; an diesem selbst erlangt namentlich die Ringsmusculatur ihre grösste Stärke und bildet einen ziemlich engen musculösen Ring, den Sphincter pylori, der die Schleimhaut nach innen vor sich hertreibt, so dass aus dieser eine vorspringende circuläre Falte, die sogenannte Valvula pylori, geformt wird, welche die Oeffnung ziemlich stark verengt. Der Pförtner wird dadurch enger, wie alle übrigen Partien des Magens.

Die normale Lage des Pförtners ist hinter der Leber, in der Höhe des XII. Brustwirbels bis I. Lendenwirbels.[1]

Das ist die heute allgemein gültige Ansicht über die Anatomie des Pförtners, die auch von den meisten früheren Autoren im wesentlichen angenommen war, nachdem Vesalius (*10.* cit. *27.* p. 146.) nachgewiesen hatte, dass der Pylorus nicht am unteren Theil des Magens liegt, und dass dieser sich zu jenem wieder nach oben krümmen muss. (Man vergleiche Duverney *92.* p. 177. 182. 184. 206; Leveling *285.* p. 3 mit vielen älteren Citaten; Renaudin *283.* p. 8; Chr. G. Ludwig *199.* p. 141; Cruse *294.* p. 9. 10; Dumas *139.* I p. 343; Richerand *148.* p. 207; Chaussier und Adelon *166.* IX p. 407. 412., XIII p. 343; Leveling *145.* p. 338; Magendie *167.* II p. 71; Tiedemann und Gmelin *149.* I p. 292; H. Mayo *226.* p. 158; Rudolphi *202.* p. 99; Hildebrandt *122.* p. 269; Eberle *126.* p. 153; Valentin *136.* I p. 249; Donders *216.* p. 291; Retzius *127.* 1857. p. 78; Zengerle *191.* p. 67; O. Funke *210.* p. 266; Brinton *129.* p. 1—4; L. de Séré *236.* p. 8; Beau *300.* 1863. Nr. 87. p. 345; Ebstein *217.* Nr. 155. p. 3.)

Nach Portal (*124.* p. 158. 161) gibt es gar keinen Sphincter pylori und keine Klappe, sondern nur einen einfachen „Bourrelet".

---

[1] G. H. Meyer *121.* p. 107. 121; Quain-Hoffmann *119.* p. 463. 474. 480; Hyrtl *120.* p. 615—617; Sappey *471.* p. 156. 157; Cruveilhier *468.* p. 118.

Magendie (*167.* II p. 76) und Adelon (*146.* p. 354. 430), sowie Meissner und Schmidt (*169.* p. 306) und Longet (*130.* I p. 140) nehmen an, dass ein Theil der den Pförtner umgebenden Fasern nicht musculös, sondern fibrös ist.

Nach Protasow (*123.* p. 25) ist die Falte im Leben so turgescent, dass die Oeffnung ganz von ihr ausgefüllt wird. — Meckel (*211.* p. 266) beschrieb zuerst die verschiedenen Gestalten der Pförtneröffnung. Sie sei bald mehr kreisförmig, bald mehr weniger oval, und dann verlaufe der längste Durchmesser gewöhnlich von oben nach unten. Seltner sei sie halbmondförmig. Unter allen diesen Bedingungen sei sie bald grösser bald kleiner. Ungewiss sei auch, ob man annehmen dürfe, dass die in der Leiche gefundenen Formen im Leben statt gehabt hätten. Auch lasse sich der Einfluss einer bestimmten Form auf die Thätigkeit der Klappe und die Verschliessung des Pförtners nicht mit Gewissheit bestimmen. Sömmering (*227.* p. 81. 82), der die Form der Pförtneröffnung an getrockneten Präparaten studirte, kam zu ähnlichen Resultaten. Die Stellung der Valvula pylori soll bei leerem Magen annähernd frontal sein (Luschka *142.* XXVI 1869 p. 114 ff., *188.* Bd. 142. p. 9; vergl. Engel *284.* 1857. 30—41., *188.* Bd. 98. p. 17.)

Dass durch die Zusammenziehung der Ringsmusculatur die Oeffnung verengt wird, und nach deren Erschlaffung sich wieder erweitert, ist eine nie bestrittene Thatsache. Gegenüber der früheren Ansicht, dass das zwischen Cardia und Pförtner verlaufende Längsfaserbündel sich nach der Anfüllung in der Weise zusammenziehe, dass die beiden Oeffnungen verschlossen würden, hatte schon Leveling[1] behauptet, dass die Längsfasern das Ende des Magens erweiterten. Durch die neuesten anatomischen Untersuchungen von Rüdinger und Klaussner ist diese Annahme soweit erhärtet worden, dass man wagte, die Längsfasern geradezu als Dilatator pylori zu bezeichnen.

Man vergl. auch Burdach (*176.* p. 177) und Beau (*300.* 1863 p. 345.) Nach Rüdinger (*301.* p. 34. 35) und Klaussner (*491.* p. 25) dringen die Längsfasern gegen die Schleimhaut vor und bedingen eine Spaltung der Ringsfasern, die sie in Schlingen mit weiten und engen Bögen zwischen sich fassen. — Auch Oser (*487.* 1881. VII p. 8) scheint nicht abgeneigt, der Ansicht Rüdingers beizutreten.

---

[1] *285.* p. 25.

2. Die normalen activen Bewegungen des Pförtners.

Man ist im allgemeinen darin übereingekommen, dass der Pylorus den Magen in der ersten Zeit der Verdauung vollständig abschliesst, und dann früher oder später, zugleich mit der Steigerung der Peristaltik, mehr oder weniger vollständig erschlafft, um der chymificirten Nahrung den Durchtritt zu gestatten.[1]

Während Meckel (*211.* p. 268) und Leube (*194.* VII 2. p. 17) den Verschluss während der Verdauung nur als mehr oder weniger vollständig gelten lassen, und in alter Zeit Walaeus (*31.* p. 763) annahm, dass der Pförtner mehr zusammengefallen, als zusammen gezogen sei, behaupten Batigne (*158.* p. 56), Patissier (*166.* T. 46. p. 297) und Leven (*134.* p. IV. 7), dass das Organ niemals vollständig geschlossen sei.

Dem gegenüber aber hat eine nicht ganz geringe Zahl von zum Theil massgebenden Autoren sich mit grösserer oder minderer Bestimmtheit dahin erklärt, dass der Pförtner immer und habituell, bei vollem, wie bei leerem Magen, geschlossen erscheine (Magendie *167.* II p. 76., *168.* p. 286; Meissner und Schmidt *169.* p. 306; Naumann *303.* p. 540; Andral *172.* p. 118; Stamm *295.*, *188.* Bd. 34. p. 173; Burdach *176.* p. 169; Henle *219.* p. 226; Longet *130.* I p. 140; Schiff *131.* II p. 330.)

Man vergl. auch Protasow *123.* p. 24. 25; Tiedemann und Gmelin *149.* I p. p. 292; Adelon *146.* p. 430. 431; Richet *280.* p. 161; Raymond *478.* p. 21; S. Mayer *489.* Bd. V Th. II p. 430.

Dass am vollständig ausgeschnittenen Magen der Pförtner fast immer geschlossen ist, wurde für Thiere durch die Untersuchungen und Angaben von Wepfer, Haller, Tiedemann und Gmelin

---

[1] Vergl. Kazawski *138.* p. 9; Seiller *118.* p. 17; Leveling *285.* p. 20. 25; Schüling *144.* p. 33; Dumas *139.* I p. 323. 324. 327. 343; Richerand *148.* p. 206. 207; Grimaud *165.* II p. 214; von Leveling *145.* p. 338; Andral *209.* II 1822 p. 239; Beaumont *140.* p. 76; Eberle *126.* p. 153; Joh. Müller *174* I p. 500; R. Wagner *178.* p. 202; Valentin *136.* I p. 249. 252; Donders *216.* p. 290. 291. 293; Zengerle *191.* p. 14. 67; O. Funke *210.* p. 266; Zuelzer *151.* p. 34; Brinton *213.* VIII 1849. p. 1026. 1027., *214.* 1849. I p. 132., *231.* 1849. Nr. 198., *469.* Vol. V Splb. p. 315., *129.* p. 10; Béclard *476.* p. 74; L. de Séré *236.* p. 6; Hyrtl *238.* p. 719., *120.* p. 617; Penzoldt *198.* p. 24; Roth *220.* p. 6; Lebell *302.* p. 33; Beaunis *475.* p. 628; Foster *480.* p. 270; Ebstein *217.* Nr. 155. p. 4; Kussmaul *217.* Nr. 181. p. 15.

(*149.* I p. 292), Adelon (*146.* p. 431), J. Müller (*174.* I p. 500), Valentin (*136.* I p. 249), Donders (*216.* p. 293), Funke (*210.* p. 266), Basslinger (*222.* 1859. Bd. 37. p. 570), Ebstein (*217.* Nr. 155. p. 4) u. a., für den Menschen durch die von Duval (*133.* 1851. 28. p. 435., *188.* Bd. 72. p. 16) an der Leiche eines Hingerichteten gemachte Beobachtung erwiesen. — Nach Haller (*115.* V p. 261. 278. cit. *176.* p. 169), Naumann (*303.* p. 540) und Andral *172.* p. 118., *209.* II 1822. p. 239) findet man in der Leiche den Pförtner meistens geschlossen.

Andere Autoren constatirten den Verschluss durch Eingiessen von Flüssigkeiten (Lorry *304.* VI. 1757. p. 13; Leveling *285.* p. 20), oder durch Aufblähen des Magens mit Gas (Magendie *168.* p. 286; H. Mayo *226.* p. 158; Ebstein *217.* Nr. 155. p. 6—8; Lebell *302.* p. 33. — vergleich Burdach *176.* p. 169 und Longet *130.* I p. 140.). Dass aber die Gase und besonders die Kohlensäure an sich geeignet seien, den Pförtner zur Zusammenziehung zu reizen (Magendie, Brinton *129.* p. 11; Ebstein *217.* Nr. 155. p. 9), ist nicht erwiesen.

Leichter als von oben wird angeblich der Pförtner durch von unten andringende Massen überwunden.[1]

Der bei der Verdauung angeblich normal statthabenden antiperistaltischen, in der Mitte des Duodenum beginnenden Bewegung aber widersetzt sich der Pylorus durch seine Contraction, so dass nichts aus dem Duodenum in den Magen tritt.[2]

Flüssigkeiten treten zuerst und meist frühzeitig durch den Pförtner in das Duodenum über.[3]

Bei manchen Herbivoren, z. B. Pferden, ist der Pförtner immer mehr weniger weit geöffnet (Magendie *168.* p. 288; Colin *212.* p. 699), und Coleman hat gerade bei einem Pferd das in den Magen eingegossene Wasser schon nach 6 Minuten im Coecum nachweisen können (s. *174.* I p. 501; *136.* I p. 248). — Der Umstand, dass in einem von Abernethy (cit. *174.* I p. 500) beobachteten Falle von Opiumvergiftung der Magen nach dem Tode noch voll Flüssigkeit war, berechtigt nicht zu der Annahme, dass der Pförtner geschlossen gewesen sei. Er ist durch die Lähmung der Muscularis genügend zu er-

---

[1] Patissier *166.* T. 46. p. 298; Magendie *168.* p. 286; Funke *210.* p. 266; Longet *130.* I p. 140; Gil *488.* p. 44; Brinton *129.* p. 11; H. Mayo *226.* p. 158. — [2] Magendie *167.* II p. 95. 96., *168.* p. 288; Schiff *131.* II p. 324. 326. — [3] R. Wagner *178.* p. 202. Henle *219.* p. 226; Donders *216.* p. 292; Ebstein *217.* Nr. 155. p. 4.

klären. — Dasselbe gilt wohl von den Beobachtungen, in denen man bei Ertrunkenen das Wasser noch im Magen fand (Burdach *176*. p. 169.)

Rühle (*235*. p. 26) prüfte den Widerstand mit dem eingeführten Finger. Nach Leveling (*145*. 3. Aufl. II p. 341), Hyrtl (*238*. I p. 719) und Caragiosiadis (*241*. p. 25) lässt sich eventuell selbst eine Sonde nicht durchführen.

Ueber die Zeit, welche zwischen der Mahlzeit und der ersten Eröffnung des Pylorus liegt, ist nichts bestimmtes bekannt. Man spricht von einigen Stunden,[1] von 1½ bis 2[2], von 3 Stunden[3], oder gibt an, dass der Verschluss während der ersten Periode der Verdauung[4], oder während der ganzen Verdauung andauere.[5]

Jedenfalls nimmt der Grad der Erschlaffung mit vorschreitender Verdauung immer mehr zu, so dass anfangs nur Flüssigkeiten, später der breiige Chymus, und zuletzt die gröberen unverdauten und unlöslichen Stoffe durchtreten.[6]

In Betreff des die Eröffnung des Pförtners bewirkenden Momentes nehmen viele Autoren an, dass es sich um eine einfache Erschlaffung der circulären Fasern handele. Ob die Längsfasern den Namen Dilatator verdienen, ob also durch sie der Pförtner in activer Weise eröffnet werden kann, ist bis jetzt nicht sicher nachgewiesen.

Eine andere Ansicht geht dahin, dass der Pförtner ganz passiv durch den Druck der gegen ihn vorgetriebenen Speisen eröffnet werde.[7] Dieselbe hat Manches gegen sich.

---

[1] Leveling *145*. p. 338. — [2] Meissner und Schmidt *169*. p. 313. — [3] Richet *228*. 1877. I p. 451., *280*. p. 163. — [4] Brinton *213*. VIII 1849 p. 1026., *214*. 1849. I p. 132. — [5] Dumas *139*. I p. 323. 343; Andral *209*. II 1822. p. 239; Naumann *303*. p. 540. Vergl. J. Müller *174*. I p. 500; Zengerle *191*. p. 14; Cohnheim *533*. p. 23. — [6] J. Müller *714*. I p. 501; Henle *219*. p. 226; Donders *216*. p. 292; Penzoldt *198*. p. 24; Ebstein *217*. Nr. 155. p. 4. — Schiff (*131*. II p. 388) sah einen Korkstöpsel bei Hunden mit Magenfistel stets nach einigen Stunden durchwandern. Man vergleiche Wagner *178*. p. 202 und Funke *210*. p. 266, sowie Ebsteins Versuche der Aufblähung mit Kohlensäure (10 bis 15 Minuten) *217*. Nr. 155. p. 6—8. — [7] Andral *209*. II. 1822. p. 239., *172* p. 118; Naumann *303*. p. 540; Brinton *213*. VIII 1849 p. 1027., *129*. p. 190; Lesshaft *233*. Bd. 87. p. 80.

Sie ist mit der Beobachtung nicht in Einklang zu bringen, dass der Pylorus an den Zusammenziehungen des Pförtnertheils theilnimmt, und sich ebenso oft wie dieser (7 bis 8 mal pro Minute — Leven *134.* p. 14. 15., *132.* p. 368., *133.* 1875. p. 608., *188.* Bd. 171. p. 119) zusammenzieht und erweitert. Auch die Untersuchungen von Schiff (*131.* II p. 326), der den Pförtner, nachdem die peristaltische Welle schon passirt war, und bis zur Rückkehr derselben, zusammengezogen fand, und angibt, dass nur unter je 3 bis 5 Bewegungen einmal eine stark genug sei, um den Widerstand des Pförtners zu überwinden, sprechen dagegen. Man vergleiche auch: J. Müller *174.* I p. 500; Valentin *136.* I p. 250; Penzoldt *198.* p. 24; Leveling *285.* p. 25.

Mag nun die Erschlaffung des Pförtners bei vorgeschrittener Verdauung dauernd oder intermittirend sein, immerhin hat der Austritt der Nahrung ein gleichzeitiges Zusammenwirken der Contractionen des Pförtnertheils und der Eröffnung des Pförtners zur Bedingung. Es geht schon daraus hervor, dass die Entleerung nicht in einem continuirlichen Strome, sondern in kleineren abgetheilten Portionen statt haben wird, so dass jedesmal ein mehr verflüssigter und weiter chymificirter Theil des Inhalts den Magen verlässt. Mit fortschreitender Verdauung wird, entsprechend der Steigerung der Bewegungen, auch die Entleerung beschleunigt.[1]

Richet (*228.* 1877. I p. 451; *280.* p. 163. 164) allein behauptet, sich stützend auf seine Beobachtungen an einem Patienten mit Magenfistel, dass sich der ganze Inhalt en bloc in Zeit von etwa $^1/_4$ Stunde in das Duodenum entleere.

„Ueber das Verhalten des Pylorus bei leerem Magen sind mir keine Angaben bekannt“, sagt Ebstein;[2] in der That sind dieselben äusserst spärlich.

---

[1] Chr. G. Ludwig *199.* p. 140; Chaussier und Adelon *166.* IX p. 412; Meckel *211.* p. 268; Tiedemann und Gmelin *149.* p. 295; H. Mayo *226.* p. 157; Adelon *146.* II p. 439; Beaumont *140.* p. 65; Eberle *126.* p. 170 309; Burdach *176.* p. 178; R. Wagner *178.* p. 202; Henle *219.* p. 226; Donders *216.* p. 292; Zengerle *191.* p. 69; Funke *210.* p. 266; Busch *233.* 1858. XIV p. 150. 151; Brinton *213.* VIII 1849. p. 1027., *129.* p. 190; Longet *130.* I p. 146; Schiff *131.* II p. 326; Uffelmann *150.* XX 1877. p. 547; Leven *134.* p. 15; vergl. Lesshaft *233.* Bd. 87. p. 80. — [2] *217.* Nr. 155. p. 4.

Während einige Autoren einen constanten Verschluss des Pförtners auch bei leerem Magen annehmen[1], glauben andere, dass er erschlafft und offen ist.[2] Die Wahrheit liegt wohl in der Mitte: wie der leere Magen sich infolge seiner Elasticität bis auf einen gewissen Grad contrahirt, so wird auch wohl der Pförtner mässig zusammengezogen, doch nicht ganz undurchgängig sein.[3]

Das letztere muss man wohl desshalb annehmen, weil so häufig Galle in den Pförtner zurück tritt, besonders wenn der Magen leer und nüchtern ist (Morgagni conf. *115.* VI. lib. XIX Sect. IV § 22, cit. *217.* Nr. 181 p. 15; Magendie *167.* II. p. 132; Duverney *92.* p. 201; Biener *147.* p. 27; Delorme *305.* p. 20; Burdach *176.* p. 178. 189; Eberle *126.* p. 209; Kussmaul *217.* Nr. 181 p. 15). Wie es scheint wird der Rückfluss der Galle auch durch die horizontale Körperlage wesentlich befördert, da man den Pförtner dann in einer geneigten Lage zum Duodenum findet (Beau *300.* 1863. p. 345; L. de Séré *236.* p. 35).

Beaumont (*140.* p. 11) konnte in der That bei seinen Patienten bei horizontaler Lage durch Druck auf die Lebergegend und geringes Rütteln, oder durch Reizen des Pylorusendes des Magens mit dem Thermometer die Galle willkürlich durch den Pylorus zurück treiben. Auch durch heftiges Erbrechen (Schoenborn *195.* p. 260), durch Einfuhr von fetten und öligen Speisen (Kussmaul *217.* Nr. 181 p. 17), durch psychische Erregung (Beaumont *140.* p. 108; Valentin *136.* I. p. 252) kann eventuell der Rückfluss der Galle in den Magen veranlasst werden.

Als die das Heraufsteigen der Galle bewirkende Kraft gibt Duverney (*92.* p. 201) die Athembewegungen, Kussmaul (*217.* Nr. 181. p. 15. 17) die Bauchpresse und Hustenbewegungen an. G. van Swieten (*152.* I. p. 230. 231), Cassebohm (*184* p. 33), Magendie (*167.* II. p. 132), Valentin (*136.* I. p. 252) und Vulpian (*135.* p. 70) supponiren antiperistaltische Bewegungen.

Den Grund dafür, dass bei manchen Menschen constant, bei anderen aber nie Galle in den leeren Magen fliesst, vermuthet Kussmaul (*217.* Nr. 181. p. 15) in noch nicht ermittelten individuellen Verschiedenheiten in Bau und Stellung des Pförtners und Duodenum. Wie es scheint tritt niemals Galle zurück, wenn der Pförtner oder das zwischen ihm und der Gallengangsmündung gelegene Darmstück verengt ist (Kussmaul *217.* Nr. 181. p. 15—18; vergl. Schultz *188.* Bd. V p. 102; Cheselden *286.* p. 151.

[1] s. oben p. 72, ferner Sprengel *143.* p. 361. — [2] Biener *147.* p. 27; Brinton *469.* Vol. V Splb. p. 315; Kussmaul *217.* Nr. 181. p. 16. — [3] Man vergl. Beau *300.* 1863. p. 345; Brinton *129.* p. 53; Cheselden *186.* p. 151.

3. Ueber den Einfluss des Nervensystems

auf die Bewegungen des Pylorus haben wir nur sehr dürftige Mittheilungen.[1] Seine Contractionen werden durch eine Durchschneidung der Vagi gar nicht beeinflusst.[2] Goltz[3] konnte eine Steigerung der Erregbarkeit durch Vernichtung des Rückenmarks für den Pförtner nicht constatiren: derselbe blieb auch bei intactem Rückenmark und bei angefülltem Magen meist geschlossen. Vielleicht hängt seine Thätigkeit nur von einem gastrischen Reiz ab[4], und steht reflectorisch unter dem Einfluss einer Reizung der ihn auskleidenden Schleimhaut.[5]

Interessant ist die Ansicht von Retzius (*348.* 1856. XXII. p. 504), der dem Pförtner eine eigenthümliche sensitive Erregbarkeit zuerkennt. Dadurch würden die von dem Mageninhalt empfangenen Eindrücke den nervösen Centren mitgetheilt, von wo der Antrieb zu den musculären Theilen laufe, die die Eröffnung besorgen. Diese Ansicht führt uns auf die Lehre von der sogenannten

Electiven Thätigkeit des Pylorus.

Die von van Helmont (*24.*) zuerst aufgestellte und sehr ausgebaute Lehre von einer eigenen Machtvollkommenheit, einem Urtheilsvermögen (arbitrium) des Pylorus hatte unter späteren Autoren wenig Anhänger gefunden. Erst im Anfang unseres Jahrhunderts ist die Lehre, und zwar fast ausschliesslich von französischen Autoren, wieder aufgegriffen, und — freilich in beschränktem Masse — gebilligt worden. Man bezeichnete dann diese Eigenschaft als eine eigenthümliche Empfindlichkeit (sensibilité particulière) oder elective Thätigkeit des Pförtners. Vermöge derselben sei er befähigt, sein Wächteramt zu versehen, ähnlich wie die Uvula im Rachen, und zu verhindern, dass ungenügend verdaute Stoffe durchgehen. Er hat einen „tact délicat et exerce une espèce de choix sur les aliments qui le traversent“.[6] Fremde unver-

[1] Funke *210.* p. 266. — [2] Schiff *131.* II p. 388, *267.* 1860. V. p. 321 ff., *188.* Bd. CXIX p. 7. — [3] *193.* VI. 1872 p. 616, *188.* Bd. CLVII p. 7. — [4] Brinton *129.* p. 11. — [5] Beaunis *475.* p. 628. — [6] Richerand *148.* p. 208.

dauliche Körper, wie z. B. Geldstücke, verweilen desshalb stets mehr oder weniger lang im Magen und treten nur dann durch, wenn sie nach wiederholtem Antreiben die Oeffnung an ihre Berührung gewöhnt haben.[1]

Man vergleiche Meissner und Schmidt *169.* p. 313; Eberle *126.* p. 309; Hyrtl *238.* p. 719. Von anderer Seite wird die Lehre bezweifelt oder bestritten (Magendie *167.* II. p. 83. 84., *168.* p. 288; Beaumont *140.* p. 79; Brinton *469.* Vol. V Splb. p. 315; Raymond *470.* p. 20. 21). Oder man erklärte sich mehr für eine elective Thätigkeit des Magens selbst, und führt als Beweis dafür an, dass mitunter stets nur ganz bestimmte Stoffe erbrochen werden (Burdach *176.* p 244. 245 und dessen Citate Grimaud *165.* II. p. 233 und Lallemand *308.* p. 62 ff.; Chomel *351.* p. 28 ff.; Kuss und Duval *474.* p. 354).

Es ist übrigens bekannt, dass manche Vögel constant unverdauliche Stoffe dann sofort erbrechen, sobald andere verdauliche Nahrung sich nicht mehr in ihrem Magen befindet. Durch stets neue Einfuhr von verdaulichen Stoffen gelingt es aber eventuell eine knöcherne Kugel mehrere Tage und selbst Wochen lang im Magen eines solchen Thieres verweilen zu machen, bevor sie endlich erbrochen wird (Spallanzani *164.* p. 56. 150. 166).

4. Die normalen passiven Bewegungen des Pylorus.

Da der Pförtner nicht fixirt, sondern mit dem oberen Theil des Duodenum ziemlich stark verschieblich ist,[2] so wird er in seiner Lage nicht nur durch die Grösse und Lage der benachbarten Organe beeinflusst, sondern nimmt auch besonders an den durch die Athmung bedingten Bewegungen des Magens Theil. Ob dieselben von Einfluss auf den Verschluss des Pylorus sind, ist a priori für unwahrscheinlich zu halten. Angaben über diesen Punkt habe ich nirgend gefunden. Dagegen haben eine grössere Zahl von Autoren sich

---

[1] Richerand *148.* p. 207. 208; Chaussier und Adelon *166.* IX. p. 412; Patissier *166.* Bd. XLVI p. 298; Lallemand *308.* p. 77; Leuret und Lassaigne *125.* p. 124; Adelon *146.* p. 465. — Vielleicht kann der eigenthümliche Schmerz, den manche Personen mitunter gegen Ende der Verdauung empfinden, darauf zurückgeführt werden, dass die letzten festen Brocken bei ihrem Durchtritt den Pylorus zur Contraction reizen (Kussmaul). — [2] Braune *306.*, *188.* Bd. CLX p. 135.

dahin geäussert, dass die mit der Anfüllung des Magens verbundene Lage- und Formveränderung dieses Organs, sowie die geänderte Stellung des Pylorus zu dem Duodenum nicht ohne wesentlichen Einfluss auf seinen Verschluss respective seine Eröffnung ist.

Man nahm zum Theil an, dass der Winkel, den bei leerem Magen der Pförtner mit dem Duodenum bildet, ausgeglichen, der Weg also freier wird, indem der Magen bei der Füllung in die Höhe steigt, respective rotirt wird. (Haller *115*. p. 278; Protasow *123*. p. 24. 25. 35; Renaudin *283*. p. 5; Dumas *139*. p. 300; Portal *299*. p. 404; Hildebrandt *122*. p. 264; Becker *173*. p. 18; Budge *141*. p. 42; Burdach *176*. p. 178. Vergl. Cruse *294*. p. 4; Rudolphi *202*. p. 121; Donders *216*. p. 291; Leubuscher *479*. p. 432).

Andere glauben, dass gerade die Rotation den Verschluss verstärkt (Chaussier und Adelon *166*. IX. p. 408; Adelon *146*. p. 431), und dass die Geraderichtung des Pförtners auf das Duodenum als eine active Bewegung aufzufassen ist, bewirkt durch die Zusammenziehung der Längsfasern (Schüling *144*. p. 34; vergl. Leveling *285*. p. 24; Richerand *148*. p. 207; Piorry *166*. Bd. XL p. 469; Chaussier und Adelon *166*. IX. p. 412).

Bei der Rotation kann eventuell der Pförtner gegen das obere Ende des Duodenum angepresst und dadurch vollkommen verschlossen werden; zieht man dann den Magen nach links und vorn und comprimirt man ihn zugleich, so wird der Weg geöffnet (Leveling *285*. p. 21 ff.; Kussmaul *217*. Nr. 181. p. 36. 38; vergl. Meissner und Schmidt *169*. p. 306).

Zweck des Pylorus

ist vor allem, die Speisen im Magen fest zu halten und ihren frühzeitigen Austritt zu verhindern.[1]

Duverney (*92*. p. 184) und Chesolden (*286*. p. 151) heben hervor, dass er auch den Rücktritt der Faeces hindert.

Dass durch den Verschluss des Pförtners die Verdauung befördert werde, gleichwie das Kochen in einem Topf durch Anlegen eines Deckels, war eine in älterer Zeit verbreitete Ansicht, der auch Meckel (*211*. p. 269) noch beitrat. — Adelon (*146*. p. 464) be-

[1] Duverney *92*. p. 177; Leveling *285*. p. 21; Hildebrandt *122*. p. 269; Eberle *126*. p. 51; Zungerle *191*. p. 67; Longet *130*. I. p. 140; Colin *212*. p. 696. 698; Penzoldt *198*. p. 24.

zeichnet den Pförtner als die Barriere zwischen Magen und Duodenum Séré (*236.* p. 9) gebraucht den Vergleich der cheville ouvrière.

Duverney (*92.* p. 207) vergleicht die Zusammenziehungen des Pförtners mit Pistolenschüssen, welche die Nahrung zwingen, diese Oeffnung zu durchbrechen.

Versuchen wir nun am Schluss dieses physiologischen Theils diejenigen Punkte zusammen zu fassen, die nach dem heutigen Standpunkt der Lehre als thatsächlich feststehend oder als sehr wahrscheinlich angesehen werden können.

Bei der allseitigen Contraction und Verengerung wirken sicher alle Fasern des Magens zugleich; bei der peristaltischen Bewegung aber scheinen die circulären, respective spiralen Fasern die Hauptrolle zu spielen, während die Betheiligung der longitudinalen und schiefen Fasern an der peristaltischen Bewegung nicht nachgewiesen, freilich auch keineswegs ausgeschlossen ist.

Direct nach der Mahlzeit findet sehr wahrscheinlich eine kürzere Zeit hindurch eine tonische Zusammenziehung des Magens um seinen Inhalt statt. Dieselbe lässt nach etwa einer halben bis einer Stunde nach und es beginnt dann das Spiel der Peristaltik. Die Bewegungen sind anfangs schwächer, werden mit vorschreitender Verdauung stärker und häufiger, d. h. schneller einander folgend; sie sind an der grossen Curvatur, sowie an der vorderen und hinteren Fläche stärker, wie an der kleinen Curvatur, am Pylorustheil intensiver, wie am Cardiatheil.

Beide Theile können sich eventuell ganz unabhängig von einander contrahiren. Durch eine mehr oder weniger tiefe Einschnürung können sie von einander getrennt werden. Diese mittlere Einschnürung findet sich aber wahrscheinlich nicht constant bei jeder Verdauung, nicht bei allen Individuen.

Die Bewegungen selbst sind wurmförmig oder besser wellenförmig. Sie schreiten gewöhnlich vom Cardiaende bis zum Pförtner fort. Wahrscheinlich finden sich während der normalen Verdauung auch antiperistaltische Zusammenziehungen im Pylorustheil, die aber wohl stets weniger ausgesprochen sind, wie die peristaltischen Bewegungen. Ausserdem kommt es wohl hie und da zu Runzelungen der Oberfläche, zu unbestimmten leichten und flachen Bewegungen. Vielleicht bildet dieses „Racornissement" die Uebergangsstufe von der tonischen Zusammenziehung zur peristaltischen Bewegung.

Die eingeführte Speise bildet den natürlichen Reiz zur Auslösung der Bewegungen des Magens, der im leeren Zustand wahrscheinlich durch seine eigene Elasticität, vielleicht auch durch leichte active Contraction auf ein ziemlich kleines Volumen zusammengezogen erscheint. Bewegungen finden sich dann in der Regel nicht, wenn sie nicht einmal durch irgend einen speciellen Reiz ausgelöst werden.

Die Intervalle zwischen den einzelnen Bewegungen sind verschieden, bald gross, bald klein, bald fast verschwindend.

Dagegen scheint die Fortpflanzungsgeschwindigkeit ziemlich constant zu sein, so dass jede Bewegung, die den Magen vom einen Ende bis zum anderen durchläuft, auf diese Strecke eine Zeit von etwa einer bis anderthalb Minuten verbraucht.

Was den Einfluss des Nervensystems auf die Magenbewegungen angeht, so scheint bis jetzt nur sicher constatirt, dass sowohl Gehirn, Rückenmark und Sympathicus, als auch der Vagus und die eigenen Ganglien in der Magenwand von Einfluss sind. Wahrscheinlich ist der Vagus der hauptsächlichste den motorischen Einfluss vermittelnde Nerv; für die gewöhnliche und normale peristaltische Bewegung aber scheint der Einfluss der in der Magenwand gelegenen Ganglien zu genügen. Ob und wie diese Ganglien ihrerseits vom Vagus oder vom Centralnervensystem beeinflusst werden, ist nicht festgestellt; ob man wagen darf, die von Goltz an Fröschen gemachten Beobachtungen über den Einfluss von Gehirn und Rückenmark auf den Menschen zu übertragen, müssen weitere Untersuchungen lehren.

Unter den passiven Bewegungen des Magens spielt jedenfalls der bei der Athmung von Zwerchfell- und Bauchmuskeln, theils direct, theils indirect durch Leber und Milz ausgeübte abwechselnde Druck und das dadurch veranlasste Auf- und Abwärtssteigen des Magens die Hauptrolle und hat einen nicht zu unterschätzenden Effect. Die Wirkung der Arterien des Magens, der Aorta und der Aeste des Truncus cœliacus, der grossen Arterien der Milz und des Pankreas ist immerhin von untergeordneter Bedeutung.

Zweifelsohne werden auch durch die Pulsationen des Herzens dem Magen ziemlich starke Bewegungen mitgetheilt. Weniger sichergestellt und jedenfalls weniger intensiv sind die von benachbarten Därmen fortgeleiteten Bewegungen.

Durch Husten, Niesen, Singen etc., sowie überhaupt durch jede stärkere Anstrengung der Athmungsmuskeln wird natürlich die von diesen mitgetheilte Bewegung gesteigert. Selbstverständlich üben auch die allgemeinen Körperbewegungen, Gehen, Springen, Tanzen, Anstrengungen der Körpermusculatur überhaupt einen wichtigen Einfluss auf den Magen.

Eine eigentliche Rotation des Magens um seine Axe und ein Aufwärtsbewegen der grossen Curvatur findet unter normalen Verhältnissen, bei resistenten Bauchdecken und bei nicht zu starker Ueberfüllung, niemals statt. Wohl aber wendet sich stets die grosse Curvatur etwas nach vorn, — eine natürliche und nothwendige Folge der mit der Füllung verbundenen Abrundung der hinteren und vorderen Fläche. Bei sehr schlaffen Bauchdecken dagegen, bei abnorm starker Füllung kann vielleicht eine Rotation zu Stande kommen. Abnorme Ansammlungen von Fluidum in der Bauchhöhle, starke Blähung oder Füllung von unter dem Magen gelegenen Därmen kann diese Rotation jedenfalls begünstigen; genügt vielleicht auch an und für sich, sie zu bewerkstelligen. Dagegen wird sie durch zu starke Erweiterung, durch Tiefstand des Magens, durch Tragen zu fester Schnürleiber etc. sicher verhindert oder doch enorm erschwert.

Zweck der Magenbewegungen ist, die Nahrung unter einander und mit dem Magensaft zu mischen, die Secretion des letzteren zu befördern und vielleicht die Resorption zu begünstigen. Auf die weicheren Stoffe kann wahrscheinlich, besonders im Pylorustheil, ein zertheilender Einfluss auch mechanisch ausgeübt werden; eine Zerreibung, überhaupt eine irgendwie stärkere Kraftleistung findet aber jedenfalls nicht statt.

In der ersten Verdauungsperiode kommt es wohl zu einer mässig intensiven allgemeinen Bewegung des ganzen Mageninhalts in der Weise, dass die peripheren Theile von links nach rechts vorschreiten, während ein axialer Strom in der Nähe der kleinen Curvatur von rechts nach links zurückgeht (Brinton). Bei vorgeschrittener Verdauung tritt der axiale Strom jedenfalls mehr und mehr in den Hintergrund, und es wiegt die Bewegung von links nach rechts vor, die den Inhalt in das Duodenum austreibt.

Wenn man annimmt, dass der Magen sich im Anfang der Verdauung auf einige Zeit tonisch um seinen Inhalt contrahirt, so dürfte die Gewohnheit vieler Menschen, direct nach dem Essen eine kleine Ruhe zu halten, nicht unberechtigt erscheinen. Immerhin dürfte diese Siesta nicht zu lange ausgedehnt werden, weil dann die peristaltischen Bewegungen anfangen, und es passend erscheint, diese durch geeignete allgemeine Körperbewegung zu unterstützen. Dabei ist aber zu beachten, dass durch mässige allgemeine Körperbewegung die Verdauung und die Entleerung in den Darm befördert wird, während stärkere Bewegungen das Verdauungsgeschäft hemmen.

Die Cardia wird um so kraftvoller geschlossen, je mehr der Magen angefüllt ist. Doch auch bei leerem Magen scheint sie nie, oder wenigstens nur ganz vorübergehend, vollständig geöffnet zu sein. (Vergl. dagegen Mikulicz).

Das wesentlichste Moment für den Verschluss ist jedenfalls in den rhythmischen Bewegungen im unteren Theil des Oesophagus gegeben, die von Magendie und Schiff beschrieben wurden.

Dass die Längsfasern an der Cardia eine erweiternde Wirkung haben, ist nach den Untersuchungen von Schiff kaum mehr zu bezweifeln.

Die bei der Inspiration erfolgende Zusammenziehung des Zwerchfells hat wohl einen gewissen verengernden Einfluss auf die Cardia. Dagegen ist es fraglich, ob dieses Moment als wesentliches für den Verschluss angesehen werden kann, und ob es vielleicht unter Umständen allein genügen würde, um diesen Verschluss zu bewerkstelligen. Noch zweifelhafter ist natürlich der Einfluss einer eventuellen Abknickung bei der Rotation des Magens.

Der Pförtner ist wahrscheinlich in der ersten Zeit der Verdauung vollkommen und tonisch geschlossen. Wie lange diese tonische Contraction andauert, ist nicht bekannt. Jedenfalls öffnet er sich mit beginnender Chymification zeitweise, wahrscheinlich so, dass dann Zusammenziehungen und Erweiterungen mit einander abwechseln. Ob die Erweiterungen als einfache Erschlaffungen des Sphincters aufzufassen seien, oder ob sie vielleicht durch die Zusammenziehungen der Längsfasern erzielt werden, ist bis jetzt nicht entschieden. Die letztere Ansicht möchte allerdings nach Analogie des Mechanismus an der Cardia und mit Rücksicht auf die Untersuchungen von Rüdinger und Klaussner nicht ganz absurd erscheinen. Bei leerem Magen scheint in der That der Pförtner entweder immer oder doch meistens nicht ganz fest geschlossen zu sein, so dass dann leicht Galle zurücktritt.

Etwas schwieriger ist es, über die Frage von den passiven Bewegungen des Pylorus etwas Bestimmtes zu sagen. Dass er besonders durch die Athembewegungen hin und her getrieben wird, ist selbstverständlich. Es ist nicht undenkbar, dass bei prall gefülltem Magen der Pförtner durch den von vorn wirkenden Druck der Bauchwand nach hinten und gegen das Duodenum gepresst, und somit auch dadurch ein Verschluss herbeigeführt wird. Umgekehrt möchte dann wohl der nach vorn und unten wirkende Druck des Zwerchfells geeignet sein, diesen Verschluss aufzuheben, so dass demnach abwechselnd bei jedem Athemzug ein Moment der passiven Oeffnung (Inspiration) und ein Moment des passiven Verschlusses (Exspiration) sich fände. — Die Rotation ist ohne Bedeutung.

Ob und wie sich in dieser oder jener Periode der Verdauung der Winkel ausgleicht, den der Pförtner mit dem Duodenum bildet, ist keineswegs auch nur bis zur Wahrscheinlickkeit zu entscheiden; man hat darüber nur Vermuthungen. — Ebenso muss die Lehre von der electiven Thätigkeit des Magens oder Pylorus bis dahin entschieden bezweifelt werden.

β. DIE PATHOLOGIE DER MOTORISCHEN VERRICHTUNGEN DES MENSCHLICHEN MAGENS.

A. DIE PATHOLOGISCHEN STÖRUNGEN DER BEWEGUNGEN DES MAGENS SELBST.

1. Anatomisches.

Störungen der Magenbewegungen mit organischer Grundlage kommen zu Stande infolge von pathologischen Veränderungen der Muscularis oder der Nerven allein, oder der übrigen Häute des Magens und der benachbarten Organe.

Die Alten vermutheten, dass eine Schwächung des Zusammenhangs der Fasern, eine Resolutio stattfinden könne.[1] Positive Kenntnisse über die feineren Veränderungen der Muskelfasern und der Nerven konnten natürlich erst in neuerer Zeit durch genaue mikroskopische Untersuchungen gewonnen werden. So hat man in einer Reihe von Fällen fettige oder colloide Degeneration der Magenmuscularis,[2] oder amyloide Degeneration der Magenarterien und der Muscularis[3] nachgewiesen. Es ist ferner behauptet worden, dass es bei Morbus Brightii, bei Lungen- und Herzleiden, bei acutem Katarrh der Schleimhaut und bei Stauungen im Pfortadersystem zu einer serösen und entzündlichen Infiltration der Muskelhaut kommen könne.[4]

Durch Geschwüre oder durch krebsige etc. Infiltration der Magenwand kann die Muscularis stellenweise mehr oder weniger vollständig zerstört werden.[5] Sie kann endlich aus verschiedenen Gründen in toto oder partiell einerseits atrophisch, andererseits hypertrophisch oder richtiger hyperplastisch werden.

---

[1] Cassebohm *184*. p. 13 und Roussel *309*. p. 7. — [2] Oppolzer *284*. XVII 1867. p. 438., *188*. Bd. 137. p. 52; Kussmaul und Maier *150*. 1869. VI p. 469; Merkel *462*. 1866. p. 1031., s. *217*. Nr. 15. p. 13; Mazzoti *214*. 1873 II p. 156. — [3] Edinger *232*. 1880. p. 117., vergl. *499*. p. 12 ff. — [4] Leube *217*. Nr. 62. p. 13., *194*. VII 2. p. 28. 57.; vergl. Cohnheim *533*. p. 27. — [5] Duplay *251*. 1833. Nov. Dec., *188*. Bd. 2. p. 176 ff.

Bei der Atrophie der Muscularis des Magens kommt es wahrscheinlich auch zu einer einfachen Atrophie der einzelnen glatten Muskelfasern, die als eine Verdünnung und vielleicht Verlängerung (Leven *134*, p. 208 ff. 221) sich darstellt (vergl. Ernst Wagner *532*. p. 408). Dass es zu einer Abnahme der Zahl der Muskelfasern kommt, scheint nicht festgestellt und dürfte schwer nachzuweisen sein. Dagegen kommt es bei der Hypertrophie sicher zu einer Mengenzunahme, einer Hyperplasie der Muskelfasern, und diese bildet ein viel wesentlicheres Moment, als die wahrscheinlich gleichzeitige ächte Hypertrophie oder Grössenzunahme, Verlängerung und Verbreiterung der einzelnen Fasern (E. Wagner *532*. p. 572. 573. Vergl. Bruch, *218*. 1849. VIII p. 249 ff., *188*. Bd. 66. p. 46. 47).

Man vergleiche noch Niemeyer *324*. I p. 532; Müller-Warneck *232*. 1877. p. 433; Lebert *315*. p. 163. 378. 547; Damaschino *325*. p. 583; Becker *173*. p. 261 und Roth *220*. p. 11 über die acute und chronische Entzündung der Muscularis; Scharlau *316*. 1846. Nr. 37. p. 171. 172, *188*. Bd. 54. p. 39., *214*. 1846. III p. 251. 252 über den sogenannten rheumatischen Magenkrampf, einen Congestivzustand des Magens mit folgender Degeneration.

Ueber die feineren Veränderungen der Nerven haben wir nur geringe Kenntnisse. Es ist bis jetzt nur sicher constatirt, dass die Nervenendigungen im Magen durch Ulcerationen zerstört werden und aus verschiedenen Gründen, besonders infolge des Drucks bei interstitiellen Ablagerungen und Hypertrophie des Gewebes, degeneriren und verschwinden können.[1] Darüber, ob auch sonst neuritische oder andere Veränderungen vorkommen, ob sich dergleichen z. B. bei Atrophie oder bei Lähmung des Magens, bei Cardialgie, und vielleicht in einzelnen Fällen als Ursache der letzteren, nachweisen lassen, scheint gar nichts bekannt zu sein.

Als mit unbewaffnetem Auge wahrnehmbare Veränderungen bilden die Atrophie ebenso wie die Hypertrophie der Muscularis des Magens nicht nur ein bedingendes, sondern oft genug auch ein bedingtes Moment der Magenerweiterung. Man findet aber manchmal bei Dilatation die Muscularis von normaler Stärke, während in anderen Fällen die Veränderung sich häufig nicht auf die Muscularis allein beschränkt, sondern auch die übrigen Häute betrifft.[2]

---

[1] Traube cit. *134*. p. 221 und *217*. Nr. 181. p. 29; Brinton *129*. p. 245; Lebert *315*. p. 547. 557. — [2] Duplay *251*. 1833., *188*. Bd. 2. p. 176 ff.; vergl. Maclachlan *317*., *188*. Bd. 131. p. 92.

Atrophie und Hypertrophie verbreiten sich oft über die ganze Muscularis, oft nur über einzelne und selbst ganz circumscripte Stellen derselben. Im ganzen localisirt sich die Hypertrophie mit Vorliebe am Pförtnertheil, die Atrophie und Verdünnung aber am Fundus.[1] Entsprechend bleibt auch die Erweiterung öfters auf den Fundus beschränkt, während der Pylorustheil so eng sein kann, wie ein Darm. Seltner findet man an verschiedenen Stellen divertikelartige Erweiterungen, die z. B. als Folge eines circumscripten Defects der Muscularis entstehen,[2] mitunter auf das Liegenbleiben unverdaulicher Körper als Ursache zurückgeführt werden können.[3]

Die Stundenglas- resp. Sanduhrform des Magens ist meistens eine Folge von Geschwürsnarben,[4] vielleicht auch des Tragens zu enger Schnürbrüste.[5] Einmal war sie das Resultat einer durch Adhaesionen bedingten Drehung des Magens in der Mitte um die Längsaxe.[6] Ob sie aber auch dauernd infolge einer Contractur der im mittleren Theil befindlichen Muskelfasern auftreten kann (Mazzotti l. c.), ist mindestens zweifelhaft.[7]

Die häufigsten Ursachen der totalen Magenerweiterung bilden die verschiedenen Arten der Pförtnerverengerung. Mitunter aber kommt sie auch bei normal weitem Pförtner zu Stande, indem die für die Austreibung des Inhalts so wichtige Muskellage speciell des Pförtnertheils in ihren Contractionen beschränkt (z. B. bei scirrhöser Infiltration der dem Pylorus benachbarten Partien, bei Atrophie der Muscularis, bei Verwachsung des Magens mit der Umgebung, bei Zerrung durch grosse Scrotalhernien), oder ein Theil

---

[1] Reinhardt *319.* II 1. 1851., *188.* Bd. 74. p. 174; Neumann *320.* 1861. 2. 3., *188.* Bd. 111. p. 43; Penzoldt *198.* p. 26; Leube *194.* VII 2. p. 200; Cohnheim *533.* p. 28. — [2] Brinton *129.* p. 118. — [3] Rokitansky *314.* p. 149; Leube *194.* VII 2. p. 197., vergl. Rosenbach *217.* Nr. 153. p. 9. — [4] Ziemssen *217.* Nr. 15. p. 7. — [5] Schneider *321.* I H. 2., *188.* Bd. 7. p. 148. — [6] Mazzotti *214.* 1874. II p. 249. — [7] Vergl. Monro *494.* cit. *290.* 1851. XII p. 121; Voigtel *498.* p. 444; Labat *300.* 1851. Nr. 63., *214.* 1851. III p. 260; Struthers *290.* 1851. XII p. 121., *188.* Bd. 72. p. 7; Höring *181.* 1855. Nr. 32. p. 253; Calot *495.* p. 33; Jago *496.* 1872. II p. 409; Rokitansky *314.* p. 150.

derselben überhaupt ausgeschaltet (z. B. durch Ulcerationen vernichtet) wird.[1]

Zunächst kommt es fast immer zur excentrischen Hypertrophie des Magens,[2] so dass das Hinderniss compensirt wird. Aber früher oder später tritt mit zunehmender Erweiterung Incompensation ein. Dann folgt der Hypertrophie eine Atrophie, besonders am Fundus, während erstere gewöhnlich am Pförtnertheil fortdauert. Besonders bei narbiger Stenose wird gewöhnlich die Hypertrophie grossartig, während bei Krebs früher Verlust der contractilen Kraft eintritt.[3]

Der Befund ist sonach sehr verschieden, je nach dem früheren oder späteren Stadium des Leidens. So fand Penzoldt (*198.* p. 35) unter neun Fällen von Dilatation die Muscularis viermal verdickt, dreimal theils verdickt, theils normal, einmal theils normal, theils verdünnt, einmal ganz verdünnt. Skjelderup (l. c.) fand unter vier Fällen von Erweiterung ohne Pförtnerverengerung die Wand einmal wirklich verdünnt, in zwei Fällen halb so dick wie normal und in einem Falle normal dick. — Dass in manchen Fällen, in denen die Dilatation nicht die Folge eines der Austreibung entgegenstehenden Hindernisses ist, sondern als sogenannte atonische Dilatation auf eine Schwäche des Muskeltonus oder einen Torpor peristalticus zurück zu führen ist (s. Kussmaul *217.* Nr. 181. p. 29), das Stadium der Hypertrophie ganz fehlen kann, ist selbstverständlich.

Chambers (*350.* p. 423) glaubt, dass ein grosser Theil der Fälle von Magenerweiterung angeboren, nicht erworben sei.

Viel seltner kommt es bei der cirrhotischen Gastritis zur Erweiterung des Magens, gewöhnlich mit Atrophie, eventuell aber auch mit Hypertrophie der Muscularis verbunden.[4]

Dagegen kann aus einer cirrhotischen, schwieligen oder fibrösen Degeneration (Sclerosis ventriculi), bei infiltrirten Krebsen etc. eine totale Verengerung des Magens mit Verdickung der Wandung und eventuell mit concentrischer Hypertrophie der Muscularis resultiren.[5]

---

[1] Andral *209.* 1822. II. p. 240 ff. — Duplay *251.* 1833., *188.* Bd. 2. p. 176 ff. Vergl. Beaude *310.* XIII p. 334. — [2] Skjelderup *214.* 1866. II p. 134; Kussmaul *150.* 1869. VI. p. 469. — [3] Kussmaul *217.* Nr. 181. p. 27. 28. — [4] Brinton *129.* p. 225. 244. 245. — [5] Ritter *313.* 1851. Aug., *214.* 1851. III p. 260; Snellen *322.* 1855. Nov. Dec., *188.* Bd. 92. p. 301; Charles *348.* 1875. Vol. 59. p. 200; Sandham *502.* 1855. p. 420; Klob *323.* NF. I. 44. 1858., *188* Bd. 102. p. 176; Diemerbrœck s. *194.* VII 2. p. 200; Smith *516.* 1872. Dec. p. 521., *188.* Bd. 163. p. 157.

Von den pathologischen Veränderungen der Nachbarorgane, die Bewegungsstörungen des Magens bedingen, sind am wichtigsten bedeutende Vergrösserungen der Leber und der Milz und linksseitige pleuritische Massenexsudate, die den Magen aus seiner Lage verschieben können; ferner sehr feste schwielige Adhaesionen mit der Nachbarschaft. — Ich komme darauf noch unten zurück.

2. Die pathologischen Störungen der activen Bewegungen des Magens.

a. Verminderung der activen Bewegungen

ist die bei weitem häufigste, wichtigste und folgenschwerste Bewegungsstörung des Magens.[1]

Es kann, wie schon den Alten bekannt war, eine Schwäche, Atonie, Erschlaffung und Lähmung (Asthenie, Akinesie) des Magens entstehen; die Muskelfasern verlieren die Erregbarkeit und die Fähigkeit, sich vollkommen zusammen zu ziehen und die peristaltische Bewegung genügend auszuführen.[2]

Zu den häufigsten und am sichersten festgestellten Ursachen der Atonie und Lähmung des Magens gehören alle diejenigen Umstände, welche die normale und rechtzeitige Entleerung des Mageninhalts erschweren oder unmöglich machen.

---

[1] Duverney *92.* p. 204. — [2] Walaeus *31.* p. 763; Lorry *327.* I. p. 168; Chaupin *156.* p. 4; Portal *124.* p. 167., *163.* IV. p. 279; E. Home *223.* 1807. p. 175; Mérat *166.* Bd. 39. p. 263; Leuret und Lassaigne *125.* p. 126; Abercrombie *171.* p. 6. 92; Hugh Ley *213.* XVI 1835. p. 507; Canstatt *311.* I p. 172. 193. II p. 270. 272; Nicolai *502.* 1855. St. 19. p. 145; Leubuscher *479.* p. 474; Moreau *484.* p. 24; Paul Wald *510.* p. 16. 20; Biermer *511.* 1874. IV p. 46; Lindenau *512.* p. 7; Doettwyler *511* 1878. VIII p. 714. 715; Neftel *513.* 1878. XIII. p. 443; Widerhofer *500.* p. 382; Becker *173.* p. 262; Debreyne *345.* 1839. II p. 196., *188.* Bd. 25. p. 44; Thomas *507.* p. 22; V. Bros *508.* p. 7; Biedert *223.* 1873. p. 200; v. Basch *462.* 1875. p. 481; Groetschel *509.* p. 13; Fürstner *232.* 1876. p. 143; Alfonsi *478.* p. 18. 24; Bayard *352.* p. 107; Kunze *355.* p. 238.

Ausser den organischen Veränderungen des Magens, durch Verengerungen des Pförtners, durch Ausschaltung eines Theiles der Muscularis bei Ulcus und Carcinom, durch interstitielle Ablagerungen in das Gewebe des Magens und Verdichtung des Bindegewebes, durch Verwachsungen mit der Nachbarschaft, Entzündung des Peritoneum, venöse Stase infolge von Leberkrankheiten etc., durch Entzündung, Degenerationen und Atrophie der Muscularis,[1] ist hier vor allem die Ueberausdehnung des Magens durch habituelle zu reichliche Aufnahme von Speise und Trank, zumal von schwer verdaulichen Speisen, oder das hastige Verschlingen ungenügend zerkauter Massen zu erwähnen.[2]

Es wird dadurch dem Magen zuviel Arbeit zugemuthet, mehr als er leisten kann; seine Kraft genügt nicht, ein so grosses Quantum von Nahrung in der ihm bis zur nächsten Mahlzeit freigegebenen Zeit genügend zu verarbeiten und in das Duodenum auszutreiben. Es kommt zur Retention und Stagnation der Nahrung, der Magen entleert sich nie vollständig, hat keine Zeit, sich gehörig auszuruhen. Das anfangs kleine Residuum nimmt mehr und mehr zu, und die zu bewältigende Last wächst an, während zugleich der Magen

---

[1] **Mauchart** *33.* Dec. III. Ann. IV. obs. 58. 1697., *198.* p. 7; **Andral** *209.* II 1822. p. 240 — 248., *172.* III p. 114—120; **Duplay** *251.* 1833. Nov. Dec., *188.* Bd. 2. p. 177 ff.; **Meissner und Schmidt** *214.* 1841. I p. 68; **Canstatt** *346.* IV p. 379; **Naumann** *303.* p. 540; **Rilliet** *264.* VI. 1859., *214.* 1859. III p. 181; **Chambers** *350.* p. 325. 425; **Skoda** *353.* 1860. Nr. 49. p. 401., *214.* 1861. III p. 280; **Habershon** *356.* p. 174. 175. 177; **Hutchinson** *496.* 1857. II p. 273; **Bamberger** cit. *198.* p. 29; **Brinton** *129.* p. 118. 168. 244. 245; **Oppolzer** *284.* XVII 1867. Nr. 28., *188.* Bd. 137. p. 52; **Bartels** *188.* Bd. 158. p. 25; **Ziemssen** *217.* Nr. 15 p. 7., *188.* Bd. 160 p. 140; **Kussmaul** *150.* 1869. VI. p. 485., *217.* Nr. 181. p. 26; **Müller-Warneck** *232.* 1877. p. 430; **Rosenbach** *217.* Nr. 153. p. 9; **Niemeyer** *324.* I. p. 532; **Leube** *194.* VII. 2. p. 98. 127; **Penzoldt** *198.* p. 22. 23. 28; **Roth** *220.* p. 9; **Lebert** *315.* p. 163. 556; **Ebstein** *150.* XXVI. 1880. p. 310. 311. 312; **Damaschino** *325.* p. 582. 583; **Cohnheim** *533.* p. 27. 28. — [2] **Dumas** *139.* I. p. 328; **Fournier und Kergaradec** *166.* X. p. 423; **Percy und Laurent, Portal und Peyerat** cit. bei **Duplay** *251.* 1833. Nov. Dec., *188.* Bd. II. p. 177 ff.; **Rokitansky** *314.* III. p. 148; **Roth** *220.* p. 10; **Bayard** *352.* p. 4; **Trousseau** *269.* III. p. 23; **Soutzo** *497.* p. 21.

immer unfähiger wird, auch nur kleine Mengen durch den Pförtner zu treiben. Dadurch sowohl, wie gewiss oft auch zum Theil durch den gleichzeitig entstehenden oder schon vorhandenen chronischen Katarrh und die mit demselben vergesellschaftete Flatulenz des Magens, wird die Entstehung und Ausbildung eines lähmungsartigen, paretischen Zustandes, einer atonischen Dilatation, ebenfalls oft nach anfänglich bestandener compensatorischer Hypertrophie, begünstigt.[1]

Dass gerade bei Diabetikern auf diese Weise die Entstehung der Magenerweiterung begünstigt wird, ist, wie es scheint, zuerst von Hufeland behauptet, später von Penzoldt (*198*. p. 27), Leube (*194*. VII. 2. p. 201), Rosenbach (*217*. Nr 153. p. 8) und Roth (*220*. p. 10) angenommen worden. Dittrich (cit. *194*. XIII. 2. p. 141) hat meines Wissens zuerst die Hypertrophie der Muscularis am Magen von Diabetikern anatomisch nachgewiesen.

Ob die Stagnation mit ihren Folgen in diesen Fällen lediglich eine Folge der Ueberfüllung ist, oder ob, wie Kussmaul (*150*. 1869. VI. p. 468) hervorhob, bei der in Entwicklung begriffenen Erweiterung durch die Belastung selbst und die damit verbundene Aenderung der Lageverhältnisse des Magens eine Verschliessung des Pförtners und also ein weiteres mechanisches Moment für die Stagnation erzeugt werden kann, wird unten zu erörtern sein.

Besonders die vorwiegend vegetabilische Nahrung scheint einen üblen Einfluss zu haben, zum Theil wohl desshalb, weil wegen ihres geringeren Gehaltes an Nährstoffen gewöhnlich grössere Mengen eingeführt werden.[2]

Zeitweise Ueberanstrengungen, häufiges Erbrechen,

---

[1] G. van Swieten *326*. II. p. 133. 134. § 605. Nr. 10; Kazawski *138*. p. 9 ff.; Deich *154*. p. 29; Cassebohm *184*. p. 13. 27; Fleischmann *186*. p. 19; Seiller *118*. p. 17; Bosquillon *328*. III. p. 189; Trousseau *300*. 1858. p. 29; Skjelderup *214*. 1866. II. p. 134; Oppolzer *284*. XVII. 1867. p. 438., *188*. Bd. 137. p. 52; Kussmaul *150*. 1869. VI. p. 468. 469., *217*. Nr. 181. p. 13. 29. 30; Bartels *188*. Bd. 158. p. 25; Wiesner *232*. 1870. p. 5; Penzoldt *198*. p. 25. 29. 30; Leube *194*. VII. 2. p. 62. 201; Lebert *315*. p. 4; Müller-Warneck *232*. 1877. p. 429. 430; Rosenbach *217*. Nr. 153. p. 7. 8; Roth *220*. p. 9; Cohnheim *533*. p. 27. 34. 36. — Die Bezeichnung Hypertrophie des Magens ist übrigens, soviel ich fand, zuerst von Abercrombie (*171*. p. 7) gebraucht worden. —
[2] Jacoby (Hodgkin, Humboldt) *232*. 1872. 38. p. 457., *188*. Bd. 160. p. 141; Oka und Harada *232*. 1876. p. 635.

Krämpfe, die peristaltische Unruhe, andauernde Reizung durch stagnirende Massen, der übertriebene und zu lange fortgesetzte Gebrauch aller Stoffe, die zunächst erregend auf die Peristaltik wirken (Emetica; Purgantien; Genussmittel: Thee, Kaffe, Spirituosen; Pfeffer; Tabakrauchen)[1]; oder sie direct hemmen (Narcotica, Opium)[2] führen schliesslich zu einer Periode grösserer Vulnerabilität und einer Verminderung der Bewegungsfähigkeit.

Durch eine Herabsetzung des allgemeinen Kräftezustandes,[3] nach Ausschweifungen (Onanie) oder aber nach schweren und langwierigen Krankheiten, bei Kachexien, Tuberculose, Anæmie, Chlorose, Cholera, Typhus, Puerperalfieber, Septicæmie, acuten Exanthemen,[4] und im vorgeschrittenen Lebensalter[5]; — durch eine faule, sitzende Lebensweise einerseits,[6] sowie durch excessive körperliche und geistige Arbeit andererseits,[7] wird das Organ weniger widerstandsfähig, gegen geringfügige schädliche Momente empfindlicher. Wahrscheinlich können auch rein psychische und moralische Einflüsse, geistige Aufregungen, Leidenschaften, Gemüthsbe-

[1] Roussel *309*. p. 7; Cullen *328*. III. p. 200—207; Bosquillon *328*. III. p. 189; Stone *342*., *197*. 1810. XXX. St. 5. p. 29; Canstatt *346*. IV. p. 379; Portal *163*. IV. p. 279; Fournier und Kergaradec *166*. X. p. 423; Philip *343*., *344*. II. 1821 bis 1822. p. 293. 294., *249*. p. 90; Richter *347*. p. 320; Chomel *351*. p. 61; Leven *134*. p. 76 behauptet, dass auch das Fett zur convulsivischen Zusammenziehung reizt, an die sich Paralye anschliesst. — Alcohol wirkt nach Vulpian (*135*. p. 46) nicht nur direct störend auf die musculomotorischen Centren, sondern nach der Absorption auch indirect vom cerebrospinalen Centrum aus. — [2] Cullen *328*. III. p. 200 ff.; Bosquillon *328*. III. p. 189; Philip *249*. p. 90. — [3] Brinton *129*. p. 242; Kussmaul *217*. Nr. 181. p. 13. — [4] Roussel *309*. p. 7; Cullen *328*. III. p. 200 ff.; Bosquillon *328*. III. p. 189; Portal *124*. p. 167; Richter *347*. p. 320; Oppolzer *284*. XVII. 1867. p. 438; Chambers *350*. p. 326; Bayard *352*. p. 107; Kussmaul *150*. 1869. VI. p. 468; Penzoldt *198*. p. 27. 28; Leube *194*. VII. 2. p. 201; Müller-Warneck *232*. 1877. p. 429; Cohnheim *533*. p. 27. — [5] Roussel *309*. p. 7; Chrastina *354*. X. 1864. p. 293., *188*. Bd. 131. p. 95; Leube *194*. VII. 2. p. 201; Canstatt *311*. I. p. 171. II. p. 275. — [6] Cullen *328*. III. p. 207; Chomel *351*. p. 203; Kussmaul *217*. Nr. 181. p. 13. — [7] Cullen l. c.; Chomel l. c.

wegungen, Kummer in ähnlicher Weise nachtheilig wirken.[1] Es ist verständlich, dass der Magen noch weniger widerstandsfähig wird, wenn die vordere Bauchwand schlaff ist, ihm also nicht den nöthigen Halt bietet, und ihm zugleich das Stützpolster fehlt, das Fett der Mesenterien, welches aus irgend welchen Gründen aufgezehrt ist.[2]

Ein Einfluss der Heredität, wie ihn Philip (*343.*, *344.* II. 1821 bis 1822 p. 294) behauptet, ist keineswegs nachgewiesen. — Auch der acute Katarrh soll die Bewegungen hemmen (Chambers *350.* p. 326). Vergl. Leven (*134.* p. 117) über die Wirkung des künstlich erzeugten Katarrhs bei Hunden.

Duplay (*251.* 1833. Nov. Dec.) zählt zu den Ursachen der Atonie in der Höhle des Magens entwickelte Hydatidengeschwülste.

Picci (*214.* 1842. II. p. 95) wendet sich gegen die Duplay'sche Ansicht, dass die Erweiterung Folge von Lähmung und passiver Nachgiebigkeit sei. Vielmehr würden bei vegetabilischer Nahrung durch den übersauren Magensaft die Muskelfasern aufgelöst, so dass sie ihre Contractilität verlieren, und dann mechanisch durch das Gewicht dilatirt werden. Die Ansicht Camerers, dass die Uebersäuerung eine Folge der Lähmung sei, theilt Picci nicht.

Man versuchte besonders die relative Häufigkeit der Magenerweiterung bei Indianern (Hodgkin und Humboldt) und bei den Japanesen (Oka und Harada) auf den vorwiegenden Genuss von vegetabilischer Nahrung zurück zu führen.

Der Grund für die Entstehung der Atonie bei Chlorose, Anæmie, nach erschöpfenden Krankheiten und bei amyloider Degeneration der Magenarterien ist wohl in der schlechten Ernährung der Muscularis zu suchen. (Bartels cit. *232.* 1877. p. 429; Kussmaul *217.* Nr. 181. p. 29).

Die Flatulenz ist theils eine Folge der Muskelatonie des Magens (Sauvages cit. *194.* VII. 2. p. 202; Bosquillon *328.* III. p. 211); theils bietet sie eine Ursache, oder doch ein begünstigendes Moment für dieselbe, indem die Muskelfasern übermässig gedehnt, die Bewegungen gehindert werden. (Leared *215.* 1878. II. p. 845; Rosenbach *217.* Nr. 153. p. 7; Steele *348.* 1843. Mai., *214.* 1843. III. p. 392). Man verglich desshalb die Atonie des Magens mit der Blasenlähmung (Duplay l. c.; Chambers *350.* p. 326).

Ollenrath (*316.* 1836. Nr. 52., *188.* Bd. 16. p. 50) bezeichnet eine Art Brechdurchfall bei Säuglingen als eine Paralysis canalis cibarii.

---

[1] Roussel *309.* p. 7; Cullen *328.* III. p. 207; Richter *347.* p. 320; Chambers *350.* p. 325; Chomel *351.* p. 203; Leuret und Lassaigne *125.* p. 126; Jolly *194.* XII. 2. p. 492. — [2] Kussmaul *217.* Nr. 181. p. 13.

Was den Grad der entstehenden Lähmung angeht, ob es zu einer wirklichen Paralyse oder nur zu einer Parese kommt, ist von der Aetiologie der einzelnen Fälle, von der Dauer und wahrscheinlich von ganz individuellen Verhältnissen abhängig. Bei alten Leuten, bei grossen Schwächezuständen, bei Kachexien, bei Darniederliegen der allgemeinen Ernährung (Carcinose) und bei den unten noch zu besprechenden durch organische Nervenleiden verursachten Fällen von Atonie und Erweiterung wird die compensatorische Hypertrophie von Anfang an gering sein oder selbst ganz fehlen; die Atonie und Lähmung wird dann um so vollständiger sein, um so früher sich einstellen. In anderen Fällen aber, bei jungen kräftigen Individuen, namentlich wenn es sich um Ulcus ventriculi handelt und die Zerstörungen nicht so ausgedehnt sind, dass die Verdauung gleich von Anfang an in hohem Grade benachtheiligt wird, oder die Pförtnerverengerung sich verhältnissmässig langsam entwickelt und nicht sehr hochgradig wird, gewinnt der Magen bei guter allgemeiner Ernährung Zeit und Gelegenheit, dem Hinderniss durch eine geeignete, zunächst gewöhnlich vollständig compensirende Hypertrophie entgegen zu treten; erst sehr spät kommt es zu einer Incompensation, zu einer relativen Insufficienz des Magens, die bei langer Dauer des Leidens, besonders bei sehr starker Stenose schliesslich auch zu einer absoluten Insufficienz werden kann. Sehr oft sieht man auch bei hochgradigen Störungen noch peristaltische Bewegungen durch die atrophischen Bauchdecken hindurch, ein Beweis, dass die Bewegungsfähigkeit des Magens bei weitem nicht vollständig aufgehoben ist.[1]

Ueber die Insufficienz des Magens[2] hat sich neuerdings Rosenbach (l. c.) ausführlich verbreitet. Er definirt diesen Zustand (p. 3. 4) als ein Missverhältniss zwischen der Leistungsfähigkeit der Muskelkräfte des Magens und den Arbeitsanforderungen, die an denselben gestellt werden. „Die Ausdehnung des Magens (p. 8 ff.) hängt ab von der Kraft der Musculatur und der Grösse der zu überwindenden Wider-

---

[1] Kussmaul *150.* 1869. VI. p. 469., *217.* Nr. 181. p. 27. 28; Leube *194.* VII. 2. p. 201; Rosenbach *217.* Nr. 153. p. 8 ff. — [2] Eine zuerst von Leube und Rosenbach (ll. cc.) gebrauchte Bezeichnung.

stände. Je nachdem die einen wachsen und die anderen abnehmen, wird ein Zeitpunkt der Insufficienz der austreibenden Kräfte eintreten." Dieser zunächst relativen Insufficienz folge die absolute unfehlbar nach längerer oder kürzerer Zeit.

Rosenbach erzählt dann je eine Beobachtung von absoluter und relativer Insufficienz des Magens. Er unterscheidet ausserdem eine relative und eine absolute Dilatation, je nachdem die Erweiterung vorübergehend, oder dauernd ist, und scheint die relative Dilatation mit der relativen Insufficienz, die absolute mit der absoluten Insufficienz in Beziehung zu bringen (p. 22. 23).

Er versuchte endlich (*506.* 1876. Nr. 20. p. 235., *217.* Nr. 153. p. 25—28) ein directes Mass für die Leistungen der austreibenden Kräfte des Magens zu gewinnen, und ging dabei von der Ansicht aus, dass eine Niveaubestimmung der im Magen enthaltenen Flüssigkeit uns durch Beobachtung des Steigens und Fallens des Spiegels ein Kriterium für die Beurtheilung der Widerstände, welche der Magenfundus der dehnenden Flüssigkeit entgegensetzt, liefern müsste. Die Höhe des Flüssigkeitsspiegels nun suchte er zu finden, indem er eine Sonde mit einem Ballon luftdicht verband und durch letzteren Luft eintrieb. Beim Eintauchen des Sondenfensters in die Flüssigkeit entstand Rasseln und Plätschern, das leicht von aussen zu auscultiren war. Indem er mit diesem Apparat Versuche bei verschiedenen Füllungsgraden des Magens anstellte, kam er zu dem Resultat, dass nur bei Dilatation und Insuffizienz die Flüssigkeit viel länger als 3 Stunden im Magen bleibe. Es seien ferner meist bedeutend grössere Mengen von Flüssigkeit nöthig, um ein geringes Steigen des Niveaus zu bewirken, wie bei normalem Magen. Während man bei normalem Magen schon mit 100 Gramm Flüssigkeit ein solches erhalten könne, seien bei einem dilatirten Magen 800 bis 1000 Gramm dazu erforderlich. Es zeige danach diejenige Menge von Flüssigkeit, welche bei leerem Magen eingeführt kein Steigen des Niveaus oder vielleicht ein Sinken desselben hervorrufe, die äusserste Grenze der Leistungsfähigkeit der austreibenden Kräfte des Magens an.

Die acute Erweiterung des Magens.

Obwohl, wie wir sahen, die von den Autoren vorgebrachten Ursachen der Atonie und Lähmung des Magens recht zahlreich sind, glaubten doch einzelne ausserdem noch eine einfache primitive oder essentielle Schwäche oder Lähmung annehmen zu müssen.[1] Andere behaupteten, dass sie

---

[1] Andral *209.* II. 1822. p. 243., *172.* III. p. 120 ff., citirt Beobachtungen von Lieutaud, Bonnet, Magendie; Duplay *251.* 1833. Nov. Dec. citirt Fälle von Percy und Laurent, Portal, Peyerat; Meissner und

durch Erkältung,[1] oder infolge von Erschütterungen und Contusionen des Magens entstehen könne.[2]

Diese Ansichten spiegeln sich auch wieder in der in neuerer Zeit aufgestellten Lehre von der acuten Erweiterung des Magens. Man betrachtete dieselbe bald als eine zu Leiden der Mucosa sich gesellende Affection,[3] bald als eine Krankheit der mit dem Magen in Verbindung stehenden Nerven, durch welche der Magen in allen seinen Verrichtungen erschöpft, oft augenscheinlich gelähmt werde. Die Krankheit sei entweder eine mit dem Auge erkennbare Structurerkrankung, oder blos eine functionelle Störung. Auch die Bauchmuskeln seien ergriffen, und es sei also nicht nur der Sympathicus, sondern auch das cerebrospinale Centrum und besonders der Plexus solaris und Vagus betheiligt.[4]

Brinton selbst citirt keine entsprechenden Fälle. Die erste Beobachtung stammt von Erdmann (*233.* 1868. Bd. 43. p. 295., *188.* Bd. 142. p. 300). Ursache war eine heftige Erschütterung durch Fall auf den Rücken und man fand eine starke Auftreibung des Epigastriums. Die Heilung erfolgte in sieben Tagen unter Anwendung von Kälte. Weitere, aber noch weniger beweisende Fälle wurden von Hilton Fagge (*190.* dritte Serie XVIII. 1873. p. 4 21) mitgetheilt, welcher Beobachtungen von Miller und Humby und Bennet citirt, deren Originale mir leider nicht zugänglich waren.

Aetiologisch hat man das Leiden auf Excesse im Essen und plötzliche Ueberausdehnung (Brinton *129.* p. 248; Hilton Fagge *190.* dritte Serie XVIII. 1873. p. 7), oder auf Erschütterungen zurückführen wollen (Erdmann *233.* 1868. Bd. 43. p. 295; vergl. Rokitansky *314.* III. p. 148 und Förster cit. *198.* p. 29. Auch in der Reconvalescenz von hohen Fiebern (Damaschino *325.* p. 583. 588) oder bei acuter Gastritis (Oser *487.* 1881. VII. p. 11) soll sie vorkommen. — Man vergleiche auch E. Strauss *503.* p. 12; Le Poil *504.* p. 13; Kundrat *500.* p. 381.

Schmidt *214.* 1841. I. p. 68; Brinton *129.* p. 118; Chomel *351.* p. 59; Skoda *462.* 1870. p. 536; Le Poil *504.* p. 12; Rosenbach *217.* Nr. 153. p. 2; Roth *220.* p. 2; vielleicht auch Trousseau *269.* III. p. 23 und Nicolai *502.* 1855. p. 145; Hartmann *505.* p. 369 bestreitet, dass die Magenlähmung als selbständige Krankheit vorkomme.

[1] Cullen *328.* III. p. 207; Richter *347.* p. 320. — [2] Rokitansky *314.* p. 148. — [3] Skoda *353.* 1860. Nr. 49. p. 401., *214.* 1861. III. p. 280. — [4] Brinton *129.* p. 246–249.

Diagnostisch soll das Fehlen von sichtbaren Magenbewegungen, das baldige Aufhören des anfangs bestehenden Erbrechens von Werth sein.[1]

In der That scheinen aber die bis dahin mitgetheilten Beobachtungen nicht zweifellos genug, um die Bildung eines kritischen Urtheils über dieses eigenthümliche Leiden zu gestatten. Man kann sich kaum verhehlen, dass seine Existenz zur Zeit keineswegs absolut erwiesen ist.

b. Krankhafte Steigerung der activen Bewegungen.

Man theilte die hierher gehörigen Formen der Magenbewegungen ein in 1) krankhaft gemehrte, übereinstimmende und gleichförmige, 2) krankhaft gemehrte partielle und unregelmässige Thätigkeit, Krampf (Abercrombie *171.* p. 5); oder in einfache Aufblähungen und Zusammenziehungen, peristaltische und antiperistaltische, und endlich stürmische, krampfhafte, pressende, stossende Bewegungen, welch' letztere manchmal durch die Bauchdecken hindurch sollen gefühlt und gesehen werden können (Richter *347.* p. 311). Andere Autoren sprechen nur von irregulärer, unregelmässiger oder ungleichmässiger (C. Mohr *157.* p. 36; Beaumont *140.* p. 43; Becker *173.* p. 262; Henle *219.* p. 224), oder von antiperistaltischer, retrograder Bewegung (Dumas *139.* I. p. 346; Valentin *136.* I. p. 256 u. a.). Würgen, Aufstossen, Wiederkauen, Erbrechen werden auf unregelmässige (Becker *173.* p. 262; Henle *219.* p. 224) oder auf retrograde Bewegungen (C. Mohr *157.* p. 35; Dumas *139.* I. p. 346) zurückgeführt.

Als Ursache der Entstehung der unregelmässigen Zusammenziehungen des Magens gibt Beaumont (*140.* p. 43) das zu schnelle Verschlingen der Speisen an.

Eine besondere Besprechung verdienen hier die Lehre vom Magenkrampf und von der peristaltischen Unruhe des Magens.

I. Die peristaltische Unruhe des Magens

ist eine neuerdings von Kussmaul[2] aufgestellte eigenthümliche Form von Bewegungsstörung des Magens. „Die peristaltische Thätigkeit ist hier auffallend lebhaft, die Wellenberge, die über den Magen sich hinbewegen, sind gross und mächtig, Ruhe tritt nur ein, wenn der Magen von Speisen

[1] Hilton Fagge l. c. p. 17. — [2] *217.* Nr. 181.

leer ist und nichts als Luft enthält, oder selbst dann nicht.“ In einer Reihe von Fällen liegen grobmechanische Störungen vor, excentrische Hypertrophie des Magens infolge irgend welcher Hindernisse, namentlich narbiger Stenose am Pförtner oder Duodenum. In anderen Fällen aber fehlen grobmechanische Störungen und die peristaltische Unruhe entwickelt sich im Anschluss an Leiden des Nervensystems. Der Grund der letzteren eigenthümlichen Form bleibt vor der Hand dunkel; man könne sie, meint der Autor, als Folge einer krankhaft gesteigerten Erregbarkeit des peristaltischen Nervenapparates des Magens, als eine Motilitätsneurose ansehen, wobei es sich um feinere Störungen im mechanischen Getriebe des peristaltischen Nervenapparates handele, die zu diesen „Tormina ventriculi nervosa“ führten.

Kussmaul theilt dann zwei Beobachtungen mit (p. 3. u. p. 32), in denen die nervöse Form der peristaltischen Unruhe sehr ausgeprägt war. — In dem einen Fall hatten sich bei einer etwas nervösen Frau unter dem Einflusse langjährigen Kummers und des Missbrauchs von Abführmitteln allmälig Verdauungsstörungen eingestellt, an die sich nach etwa drei Jahren ein Gefühl von Wogen und Zusammenziehen im Leibe anschloss. Man fand an dem mässig erweiterten subvertical gestellten Magen lebhafte, von der Patientin percipirte, Bewegungen, die zu jeder Tageszeit, bei gefülltem wie bei nüchternem Magen, gesehen wurden und in der Verdauung enorm gesteigert, kaum durch minutenlange Pausen unterbrochen waren. — In der zweiten Beobachtung war bei einer 36 Jahre alten Patientin infolge von unmässigen sexuellen Reizungen das Nervensystem geschwächt. Auch in diesem Fall wurde, wie in dem ersten, der Magen über Nacht entleert; es bestand keine Pförtnerverengerung. Im übrigen waren die wesentlichen Erscheinungen denen der ersten Beobachtung ganz ähnlich.

Kussmaul vermuthet, dass die peristaltische Unruhe besonders bei normal weitem Magen häufiger sei, als es scheine, indem man die Bewegungen in der Regel wegen der Lage des Magens und der Dicke der Bauchwand nicht wahrnehmen könne. Wohl aber könnten dann die Klagen reizbarer Personen über Gefühle von Unruhe in der Magengegend etc. darauf bezogen werden (p. 31. 32).

Perception der Magenbewegungen.

Während man wohl mit Recht die Angabe Magendie's, dass normaler Weise die gegen Ende der Verdauung gesteigerten Magenbewegungen von manchen Personen percipirt werden, als noch nicht vollkommen erwiesen betrachtet, ist es festgestellt, dass die pathologischen Bewegungen nicht ganz selten deutlich empfunden werden. Nachgewiesen ist die Perception jedenfalls für die Fälle, in denen das Bild der peristaltischen Unruhe vorliegt.[1] Die Gefühle von Unruhe in der Magengegend, von Wogen und Wühlen, Magenwinden und von krampfhaften Bewegungen im Epigastrium sind wahrscheinlich als Perception der abnormen Magenbewegungen aufzufassen.[2]

In einem Fall verglich der Patient die Empfindung mit den Geburtswehen des Weibes (Kussmaul l. c. p. 23). Andere Kranke haben das Gefühl, als ob ein fremder Körper oder ein kleines lebendes Thier sich im Magen umherbewege (Lebert *315*. p. 158). Auch Ruminatoren wollen die während dieses Aktes stattfindenden Bewegungen empfunden haben (Roubieu *398*. T. IX 1807. p. 285. ff. II. Fall., *399*. XIII. 1807. p. 362; Cambay *384*. p. 9; Hempel *390*. p. 21). Beaumont wies die Möglichkeit der Perception von plötzlichen Zusammenziehungen des Magens für den Menschen experimentell nach. Man vergleiche C. H. Schultz *175*. p. 14; Budge *141*. p. 3. 4.

Kussmaul (l. c. p. 23) vergleicht dieses Phenomen mit dem Herzklopfen bei Herzhypertrophien, welches nur dann subjectiv empfunden werde, wenn ungewöhnliche Erregungen eine weitere Steigerung der Herzbewegung herbeiführen.

II. Der Magenkrampf

wurde von vielen Autoren auf eine wirkliche krampfhafte oder unregelmässige (erschütternde, zitternde[3]) Zusammenziehung des Magens, welche die Ursache der schmerzhaften Empfindung sei, oder doch sein könne, zurückgeführt und gar als motorische Neurose[4] bezeichnet.[5]

---

[1] Kussmaul *217*. Nr. 181. p. 3. 23. 33; Todd *213*. Vol. 47. 1851. Nr. 1222., *214*. 1851. III. p. 260. — [2] Kussmaul l. c. p. 32. — [3] Bosquillon *328*. III. p. 213. — [4] Fenwick *128*. p. 164. — [5] Mich. Ettmüller *358*. p. 297 cit. *359*. p. 33. 34; Detmers *360*. p. 6; J. de Gorter *361*. lib. III tit. II § 161. p. 83; E. Home *223*. 1807. p. 175; La Baume *363*. p. 15; Scherffius *364*. p. 10; (contractio præternaturalis, invita, stabilis atque dolorosa); Voss *359*. p. 11; Mayer und Pribram *222*. 1872. Separatabdruck p. 11; Damaschino *325*. p. 530; Oke *501*. 1859. p. 190. Vergl. Albers *313*. II. 7. 1848., *188*. Bd. 61 p. 313.

Der Krampf sitzt entweder an den Oeffnungen oder betrifft den ganzen Magen. Im ersteren Fall bläht sich der Magen auf und es entsteht die Cardialgia flatulenta,[1] im anderen wird die Magenhöhle eingeengt.[2] Vielleicht gibt eventuell die Ansammlung von Gas im Magen Anlass zur Entstehung von krampfhaften Zusammenziehungen.[3]

Andere geben an, dass bald die Hyperaesthesie, bald der Krampf das Primäre sei,[4] oder liessen den Schmerz überhaupt mehr in den Vordergrund treten,[5] bezeichneten sogar den Magenkrampf direct als Sensibilitätsneurose, die allein in den sensiblen Nerven fixirt sei und mit einem Spasmus nichts zu thun habe, ohne jedoch ganz zu leugnen, dass durch den Schmerz eventuell auch krampfhafte Zusammenziehungen des Magens veranlasst werden können,[6] oder dass solche Zusammenziehungen unter Umständen Schmerz verursachen.[7]

Man vergleiche Neumann *320.* p. 26. 27; Soutzo *497.* p. 36. — Leube (*194.* VII. 2. p. 102) glaubt, dass die Cardialgie bei Ulcus z. Th. durch Zerrung der Verwachsungen entstehe. — Unter dem Namen Rheumatismus der Muscularis oder rheumatischer Magenkrampf beschrieb Scharlau (*316.* 1846. Nr. 37. p. 171. 172., *188.* Bd. 54. p. 38., *214.* 1846. III. p. 251. 252) eine eigenthümliche schmerzhafte Affection des Magens, die nach ihm in einer überwiegenden Thätigkeit der Längsfasern besteht, wobei der Magen und besonders der Pförtner zusammengezogen und verengt ist. — Skoda (*353.* 1860 Nr. 49. p. 401., *214.* 1861. III. p. 281) gibt an, dass bei Magenkatarrh häufig spastische Zusammenziehungen vorkommen, die schmerzhaft sind und eventuell zur Cardialgie führen. — Nach Jolly (*194.* XII. 2. p. 489) finden sich bei Globus hystericus reflectorische Zusammenziehungen und krampfhafte Erscheinungen im Magen als Theilerscheinungen der Cardialgie.

Dass überhaupt wirkliche krampfartige, sowohl tonische wie klonische Zusammenziehungen im Magen öfters vorkom-

---

[1] Marchand *362.* p. 7; Fr. Hoffmann cit. *363.* p. 8. — [2] Fr. Hoffmann l. c. — [3] Campbell *339.* p. 4; Piorry *300.* 1855. p. 530. — [4] Hartmann *505.* p. 326. 327. — [5] Kobitsch *370.* p. 2; Leubuscher *479.* p. 477. — [6] Lebert *315.* p. 149. 156. 157., *251.* 1877. sechste Serie T. 29. p. 556; Canstatt *346.* IV. p. 462; Chambers *350.* p. 362. 363. 446; Chomel *351.* p. 93; Leube *194.* VII. 2. p. 182; Breuer *371.* p. 5. — [7] Niemeyer-Seitz *324.* I. p. 605; Thomas *507.* p. 26; Calot *495.* p. 41.

men, wird ziemlich allgemein angenommen. Nur Chambers[1] bezweifelt den idiopathischen Spasmus und Romberg[2] hält es für noch nicht festgestellt, dass der Magen für sich eine convulsivische Action eingehen könne.

Die Ursache des Magenkrampfes suchte man in einer zu grossen Empfindlichkeit (Erethismus — Pomme) der Nerven des Magens,[3] oder in einer abnormen Reizbarkeit der Muscularis,[4] in pathologischen Störungen des motorischen Elements der Magennerven.[5] Auch die Atonie und Lähmung des Magens,[6] Entzündung desselben[7] und alte Dyspepsien[8] sollen Veranlassung zur Entstehung des Magenkrampfes geben können. — Durch mechanische Reizung der Pylorusgegend entstehen Zusammenziehungen, die bei öfterer Wiederholung ein krampfhaftes Gefühl veranlassen.[9]

Lebert (*315.* p. 158) bezeichnete die tonischen und klonischen Krämpfe in den Magenwänden als secundäre auf die Bewegungsnerven übertragene Reflexe.

Dass auch aus rein nervösen Ursachen Krampfzustände im Magen entstehen können, wird unten zu erörtern sein.

Ueber die Folgen des Magenkrampfes ist recht wenig sicheres bekannt. Man darf wohl annehmen, dass er Schmerz erzeugt, oder — in den Fällen, in welchen er Folge eines Schmerzes war, — denselben verstärkt. Man hat ferner die Nausea und das Erbrechen (de Gorter *361.* p. 83; Lieutaud *60.* 1752. p. 223; Biener *147.* p. 28. 29; Guipon *357.* p. 103), Ructus und Regurgitation (de Gorter l. c.; Mohr *157.* p. 42; Bosquillon *328.* III p. 192; Lebert *315.* p. 158. 159. 163), die Pyrosis (Cullen und Bosquillon *328.* III. p. 486), den Appetitmangel und das Magendrücken (Bosquillon l. c. p. 192) als Folge des Magenkrampfes aufgefasst. — Die Ansicht, dass durch krampfhafte Zusammenziehungen eventuell locale Circulationsstörungen, Blutinfiltration und selbst Ulcusbildung veranlasst werden können (Key *214.* 1870. II. p. 155; Lebert *315.* p. 190) hat einiges für sich. Möglicherweise kann hier die Muscularis mucosae eine uns noch unbekannte Rolle spielen. Ob aber durch den Magenkrampf ein ähnliches Klopfen

[1] *350.* p. 363. — [2] *296.* p. 467. — [3] Haase *365.* II. p. 90. cit. *366.* p 13; Pomme cit. *359.* p. 34; Haerting *367.* p. 20; Burmeister *368.* p. 11; Tessmar *369.* p. 14. 15; Schacht *366.* p. 13. — [4] Habershon *356.* p. 259. 260; Becker *173.* p. 262. — [5] Ullersperger *192.* XIV. 1867. p. 115. — [6] Cullen cit. *369.* p. 10; Bosquillon *328.* III. p. 213; Lombard *133.* 1836. Nr. 50. p. 790. — [7] Habershon *356.* p. 259. 260. — [8] Leven *134.* p. 221. — [9] Beaumont *140.* p. 78; Bayard *352.* p. 71.

im Epigastrium verursacht werden kann, wie bei Gastrodynia pulsatilis (Bosquillon l. c. p. 191), ob durch circumscripte Zusammenziehung ein Tumor vorgetäuscht werden (Kennedy *348*. XII. 1851. p. 374., *214*. 1851. III. p. 257), oder gar eine Zerreissung der Magenhäute entstehen kann (Desgranges cit. *303*. p. 486), ist mindestens zweifelhaft. Sicher ist, dass Hysterische grosse Mengen von Luft verschlucken und dadurch den Magen geschwulstartig vortreiben können.

Auch der Meteorismus bei organischen Krankheiten, z. B. Carcinom, ist mitunter nicht die Folge von abnormen Fermentationen, sondern des Verschluckens grosser Quantitäten atmosphaerischer Luft. Bei einem auf der Strassburger medicinischen Klinik behandelten Weibe mit anhaltender enormer Gasauftreibung des erweiterten krebsigen Magens wollte Herr Prof. Kussmaul die Natur der Gase ermitteln und Herr Prof. Hoppe-Seyler erbot sich zu einer eudiometrischen Untersuchung derselben. Es wurde mittelst einer guten Saugpumpe durch eine luftdicht eingefügte Sonde die Luft aus dem Magen herauf geholt und unter Quecksilber aufgefangen. Sie bestand fast nur aus atmosphaerischer Luft. Nachdem die Frau, welche mit grossem Interesse der Untersuchung gefolgt war, selbst die Ueberzeugung gewonnen hatte, dass die Luft durch Verschlucken in den Magen gelangte, wusste sie von nun an das Luftverschlucken derart einzuschränken, dass der Meteorismus sofort gehoben war.

3. Durch krankhafte Veränderungen des Nervensystems bedingte Störungen der Magenbewegungen.

a. Von den peripheren Nerven ausgehend.

Die Alten suchten in den Lebensgeistern (Spiritus, Esprits) dasjenige Moment, welches die Form und Stärke der Magenbewegungen direct beeinflusse. Durch eine Ablenkung derselben sollte die Bewegung geschwächt, die Verdauung gestört werden.[1] Später hat man dann versucht, pathologische Veränderungen der zum Magen gehenden Nerven mit gleichzeitigen Motilitätsstörungen in Zusammenhang zu bringen.

Die Degeneration und ulceröse Zerstörung der Vagusendzweige,[2] und die daraus resultirende Schwächung und Lähmung der Nervenfasern des Magens, kann zur atonischen Magenerweiterung führen.[3]

---

[1] Duverney *92*. p. 203. — [2] Traube cit. *134*. p. 221. und *217*. Nr. 181. p. 29; Brinton *129*. p. 245. — [3] Lebert *315*. p. 547. 557; E. Strauss. *503*. p. 12; Ullersperger *192*. XV. 1868. p. 74; Kussmaul *217*. Nr. 181. p. 29.

Viel hypothetischer ist der Zusammenhang zwischen pathologischen Veränderungen (Atrophie und Hypertrophie) der grossen Nervenstämme, Vagi und Splanchnici, und gleichzeitig bestehenden Störungen von Seiten des Magens. Die betreffenden in der Literatur verzeichneten Beobachtungen sind kaum geeignet für die dahin zielende Auslegung der betreffenden Autoren Propaganda zu machen.[1]

Auch der Versuch, die Polyphagie auf eine Anaesthesie der Magenäste des Vagus zurückzuführen und mit anatomischen Veränderungen (Atrophie oder Neuromen) der Vagi in Zusammenhang zu bringen,[2] dürfte bis jetzt nicht gelungen sein.

Die Ansicht über das Verhältniss der Nerven zur acuten Erweiterung des Magens (Brinton *129.* p. 249; Damaschino *325.* p. 583) ist oben bereits erörtert. — Bosquillon (*328.* III. p. 198) behauptet, dass auch durch eine Zusammendrückung der Intercostalnerven eine Magenlähmung erzeugt werden könne.

b. Vom Centralnervensystem ausgehende Störungen.

Es ist eine jetzt wohl allgemein anerkannte Thatsache, dass die Bewegungsstörungen des Magens in manchen Fällen, in denen grob mechanische und primäre anatomische Veränderungen am Magen nicht nachzuweisen sind, direct oder indirect auf rein nervöse Ursachen zurückgeführt werden können.[3] Es wird dabei vorwiegend häufig eine Herabsetzung und selbst Lähmung,[4] seltner eine Steigerung der Bewegung beobachtet.[5]

Unter diesen nervösen Ursachen sind vor allem organische Leiden des Hirns und Rückenmarks[6] zu nennen,

[1] Stiebel *204.* I. 1836. p. 458., *188.* Bd. 14. p. 188; Lombard *133.* 1836. Nr. 50. p. 792. 793; Prus *252.* p. 92. cit *133.* 1836 p. 793; Laborde *207.* 1859. 137., *188.* Bd. 106. p. 37. — [2] Guttmann *233.* 1873. 59. p. 51, citirt Swan *374.* p. 170. und Bignardi ex *375.* II. p. 313. — [3] Durand-Fardel *214.* 1850. III. p. 274. — [4] Henoch *376.* II. p. 286 ff., *188.* Bd. 86. p. 112., *214.* 1854. III. p. 243; Ebstein *150.* 1880. XXVI. p. 315; Brinton *129.* p. 168; Oser *487.* 1881. VII. p. 9. — [5] Ebstein l. c. — [6] Andral *209.* II. 1822. p. 248; Canstatt *346.* IV. p. 421; Lebert *315.* p. 163., *251.* 1877. sechste Serie T. 29. p. 562; Leube *194.* VII. 2. p. 202; Penzoldt *198.* p. 28; Ebstein *150.* 1880.

welch' letztere zu den von Charcot zuerst so benannten Crises gastriques führen; ferner die Hypochondrie und Hysterie.[1]

Auch von den emotionellen Centren aus kann z. B. bei geistiger Depression und Melancholie eine Hemmung, bei geistiger Erregtheit eine Beschleunigung der peristaltischen Bewegungen erzeugt werden.[2]

Eine Schwächung des Nervensystems durch übertriebene geistige Anstrengungen, Nachtwachen, Kummer und Sorgen, unmässige sexuelle Reizungen kann zu einer Herabsetzung der Bewegungsfähigkeit des Magens führen.[3]

Endlich sollen die dem Alter eigenthümlichen Störungen des Nervenlebens eventuell zur Magenlähmung führen können.[4] Gifte wirken auf die Magenbewegungen theils direct, theils indirect infolge der durch sie veranlassten cerebralen Störungen.[5]

Bosquillon (*328.* III. p. 190) beschrieb die hysterische Dyspepsie als eine krampfhafte Krankheit, die eine Schwäche des Magens zur Folge oder auch zur Ursache habe. Schon 1836 hat Johnson (*344.* 1836. Nr. 47., *188.* Bd. 12. p. 34) in einem Falle die Functionsstörungen des Magens auf heftige Gemüthsbewegungen zurückgeführt. Leven (*134.* p. 115) stellt die kühne Behauptung auf, dass bei der Dyspepsie überhaupt das nervöse System primitiv afficirt sei.

Man glaubte früher die bei Hysterie, Anaemie, geschlechtlichen Excessen etc. auftretenden Störungen durch Innervationsanomalien erklären zu können (Skjelderup *214.* 1866. II. p. 343; Bartels *232.* 1877. p. 429). Kussmaul (*217.* Nr. 181. p. 35) vermuthet, dass entweder die gewöhnlichen Ursachen des Magenkatarrhs, Diätfehler und Erkältungen, bei überreiztem und geschwächtem Nervensystem viel leichter, als bei normaler Beschaffenheit und Widerstandsfähigkeit desselben diesen Erfolg haben; oder, dass die Ueberreizung und Schwächung des Nervensystems direct und ohne Dazwischenkunft von Diät-

---

XXVI. p. 315. 316; Kussmaul *217.* Nr. 181. p. 35. [Migraine, Meningitis cerebralis, Myelitis chronica]; Roth *220.* p. 3. [Gehirnreizung]; Lebert *315.* p. 557 [vermittelst Vagusparese].

[1] Skjelderup *214.* 1866. II. p. 343; Penzoldt *198.* p. 28; Jolly *194.* Splb. p. 264. — [2] Kussmaul *217.* Nr. 181. p. 29. — [3] Kussmaul *217.* Nr. 181. p. 3. 32; Canstatt *346.* IV. p. 421. Vergl. Nave *514.* p. 29. — [4] Ainstie *188.* Bd. 149. p. 352. 353. — [5] Philip *344.* II. 1821. p. 294.

fehlern und Erkältungen zu Störungen in der Cirulation, Secretion, Ernährung und Bewegung des Magens führt.

Es mag hier noch erwähnt werden, dass Mantegazza (*188.* Bd. 151. p. 389) Untersuchungen über die Wirkung des Schmerzes auf die Verdauung bei Fröschen und Ratten angestellt hat. Er kam unter anderem zu dem Resultat, dass der Schmerz die Esslust vermindert, Widerwillen gegen Speisen, Gastralgie und Dyspepsie erregt, die Magenverdauung hemmt und Erbrechen und Diarrhoe erzeugt.

4. Die Pathologie der passiven Bewegungen des Magens.

Wenn auch die dem Magen durch den Herzstoss und den Puls der umliegenden Arterien mitgetheilten Bewegungen in Summa nicht ohne jede Bedeutung sind, so ist doch kaum anzunehmen, dass Abnormitäten in Lage und Stärke derselben, Aneurysmen oder Thrombosen, Compression etc. einen nennenswerthen Einfluss auf die Functionen des Magens haben könnten. Die passiven Bewegungen des Magens würden natürlich dadurch in entsprechender Weise geschwächt oder verstärkt. Indess wird doch erst aus weiteren genauen klinischen Beobachtungen zu entnehmen sein, ob etwa heftige anhaltende pulsatorische Erschütterungen des Magens durch grosse Aneurysmen Einfluss auf die Peristaltik ausüben. Jedenfalls lässt sich denken, dass dieselben, ebenso wie andere grosse Geschwülste, durch directen Druck auf den Magen die Peristaltik beeinträchtigen (vergl. Habershon *356.* p. 174. 176).

Erwähnung mag hier finden, obschon streng genommen nicht zur Sache gehörig, dass bei pericardialen Verwachsungen der Herzstoss mit grösserer Kraft sich auf den Magen fortsetzt, wie Riess (*232.* 1878. p. 751 ff., 1879. p. 333 ff.) zuerst bewiesen hat, der auf Distanz hörbare Magengeräusche dadurch entstehen sah. — Ferner kann bei ganz normalem Magen nach einer reichlichen Mahlzeit bei starker Herzaction in der Rückenlage ein mit dem Herzstoss synchrones Plätscher- oder Gurgelgeräusch gehört werden. Eine nothwendige Bedingung dazu scheint ein gewisser Zustand von Relaxation der Bauch- und Magenwand zu sein (Kussmaul). — Es wird auch behauptet (Hilton Fagge *190.* dritte Ser. vol. XVIII. 1873. p. 3), dass ähnliche Geräusche durch starke active Zusammenziehungen des Magens erzeugt werden könnten.

Analog mit dem starken Carotidenpuls bei Meningitis gibt es ein starkes Pulsiren der Arteria cœliaca und Aorta bei Enteritis chronica sicca und der habituellen Constipation mancher Hæmorrhoidarier und Hypochonder. Hier handelt es sich wohl um Verengerungen der besonders muskelreichen kleineren Arterien mit consecutiver Erweiterung der grossen Arterienstämme und entsprechend grösserem und stärkerem Puls derselben. Ferner kann der gut gefüllte und durch Gase gespannte Magen zwischen der Aorta und den gespannten Bauchdecken in einer Weise gepresst werden, dass die Pulsationen der Aorta sich nur wenig geschwächt im Epigastrium auf die tastende Hand übertragen. (Nach einem klinischen Vortrage von H. Professor Kussmaul. — Man vergl. die Aeusserungen von Cullen *328*. III. p. 191; Lebert *315*. p. 158., *251*. 1877. sechste Ser. T. 29. p. 558).

Von einer nicht zu unterschätzenden Bedeutung sind Störungen in den dem Magen vom Zwerchfell und den Bauchmuskeln mitgetheilten Bewegungen. Dieselben können sehr gesteigert werden, so dass der Magen im ganzen viel stärker bewegt wird, oder es kommt zu heftigen und plötzlichen Actionen, z. B. bei angestrengtem Husten, wo dann bekanntlich nicht selten Erbrechen veranlasst wird.

In entsprechender Weise wird wohl bei Lähmungen des Zwerchfells oder der Bauchmuskeln oder beider zugleich die Bewegung des Magens eine Beeinträchtigung erfahren, wie erfahrungsgemäss die Darmperistaltik unter solchen Umständen darniederliegt und üble Constipation entsteht. Indess fehlt es hier doch für den Magen noch an beweisenden Beobachtungen.

Durch Pleuritis wird nicht nur die Zwerchfellsbewegung geschwächt (Bekesteyn *66*. p. 8), sondern bei linksseitigem Exsudat auch die Lage des Magens verschoben (Engel *284*. 1857., *188*. Bd. 98. p. 17; Ferber *529*. p. 40. 41. 46; Lesshaft *233*. Bd. 87. p. 86.). — Die erschlafften Bauchmuskeln können die Eingeweide nicht stützen (Chomel *351*. p. 132) und prædisponiren, ebenso wie die Diastase der Recti, zur Magenerweiterung (Kussmaul *217*. Nr. 181. p. 13. 18.).

Umgekehrt wird gerade durch die Ueberfüllung und Aufblähung des Magens die Bewegung der Bauchmuskeln und des Zwerchfells, also auch die passive Bewegung des Magens selbst, vermindert.[1]

Nach Dick (*213*. 1845. Mai, Nov., *214*. 1845. III. p. 367) wird in vielen Fällen von Dyspepsie das Herz beeinflusst, indem der mit Gas ausgedehnte Magen auf die Aorta und Vena cava inferior drückt und den kleinen Kreislauf stört. —

---

[1] Deich *154*. p. 31; Leube *194*. VII. 2. p. 206; Lebert *315*. p. 163; Roth *220*. p. 8.

Wie der Nutzen einer mässigen allgemeinen Bewegung jetzt allgemein anerkannt ist, so ist der bedeutende Einfluss der mangelhaften körperlichen Bewegungen auf den Organismus, wie er besonders bei der sitzenden Lebensweise vorkommt, gewiss zum Theil auf die dann sehr geminderte passive Bewegung des Magens zurückzuführen.

Es ist wohl ausser Zweifel, dass durch die allgemeine Körperbewegung auch die activen Bewegungen des Magens angeregt oder gesteigert werden können.

Chomel (*300.* 1846., *214.* 1846. III. p. 251) sieht in dem Mangel der allgemeinen Bewegung eine der Hauptursachen der Dyspepsie. — Hartelius (*188.* Bd. 127. p. 356) hält den Nutzen der schwedischen Heilgymnastik für eine indirecte Wirkung, da durch die Drückungen und Schüttelungen die Nerven, welche zu der erschlafften und ausgedehnten Musculatur gehen, gereizt und diese zur Zusammenziehung angeregt würden. — Die von Vauthrin (*377.*) aufgestellte Ansicht, dass die aus einer heftigen körperlichen Anstrengung hervorgehenden Erschütterungen die Verdauung stören und zu frühen Austritt der Nahrung bewirken, wird von Gallard (*378.* p. 43. 44) wohl mit Unrecht verworfen. Sicher ist, dass viele Personen Dyspepsie bekommen, wenn sie bei vollem Magen eine weite Fahrt zurücklegen (Kussmaul).

Was die Lage des Magens unter pathologischen Verhältnissen angeht, so wird er bei Verengerungen natürlich zurück gezogen und eventuell hinter der Leber oder hinter Leber und Colon ganz verborgen. Dies ist bloss dann nicht der Fall, wenn die Verengerung nur ganz partiell ist, oder wenn der Magen durch abnorme Verwachsungen schon vorher fixirt war. Es können hier natürlich die allergrössten Verschiedenheiten vorkommen. Bei Erweiterungen aber und besonders bei allgemeinen Erweiterungen beobachtet man meist ganz bestimmte Formen von Dislocation.

Man nahm gewöhnlich an, dass der Magen nur dann als ein erweiterter anzusehen ist, wenn die grosse Curvatur unterhalb des Nabels verläuft und das rechte Ende ziemlich weit über die Medianlinie hinaus reicht (Rilliet *264.* 1859. VI., *188.* Bd. 105. p. 179; W. Schüren *379.* p. 23). Sicher aber hat der Magen je nach der individuell ausserordentlich schwankenden Grösse, nach der verschiedenen Stellung, dem verschiedenen Füllungs- und Contractionszustande einen noch grösseren Spielraum in seiner normalen Ausdehnung.

Die Stellung des Magens ist hierfür von viel bedeutenderem Einfluss, als seine Füllung. Man findet den normalen Magen häufig mit der grossen Curvatur unter dem Nabel stehend und oft weit nach links und unten verschoben.

Das ist besonders oft der Fall bei geschnürten Weibern und bei Personen mit auffallend langem und engem Thorax, gleichgültig, ob die Verengung den Breiten- oder den Tiefendurchmesser vorwiegend betrifft (Gruben am unteren Theil des Sternum). Die Bestimmung der unteren Grenze an sich nutzt also jedenfalls wenig zur Diagnose der Magenerweiterung (Vergl. Kussmaul *217*. Nr. 181. p. 9. 10 und Rosenbach *217*. Nr. 153. p. 5).

Cohnheim (*533*. p. 35) fast die Gastrectasie als eine functionelle Störung auf, wobei der Magen nicht mehr im Stande sei, sich seines Inhalts auf physiologische Weise zu entledigen; dies ist doch mehr eine klinisch practische als eine anatomische Definition.

Bei der Aufblähung mit Gas dehnt sich der Magen vorwiegend nach vorn, nach unten und nach links, weniger nach hinten, nach oben und nach rechts aus, weil hier die Widerstände grösser sind. — Durch die Schwere des flüssigen und festen Inhalts wird ohne Zweifel namentlich der Körper und die grosse Curvatur nach unten gezogen.[1]

Die Art und Weise, wie der erweiterte Magen sich lagert, hängt davon ab, ob und wie er durch Verwachsungen mit den Nachbarorganen fixirt wird, und wie er belastet ist.

Die Fixation durch Verwachsungen fehlt entweder überhaupt und der Magen kann dann sehr tief herabsinken, namentlich mit dem Pylorustheil, oder sie betrifft den ganzen Magen oder nur Theile desselben.

Hier sind zunächst erwähnenswerth die Verwachsungen des Fundus, welche an sich sehr selten sind, namentlich selten vom Magen ausgehen und nur hie und da nach Perisplenitis, Peritonitis diaphragmatica sinistra etc. auftreten. Die Erweiterung wird in diesen Fällen wesentlich den freien Pförtnertheil betreffen. Uebrigens habe ich entsprechende Beobachtungen in der Literatur nicht gefunden.

Viel häufiger sind Verwachsungen des Pylorus allein, der kleinen Curvatur allein, oder des Pylorus und der kleinen Curvatur. In diesen Fällen senkt sich die grosse Curvatur bei der Erweiterung nach unten. Die Cardia wird dabei verlängert und nach unten ausgezogen. Die kleine Curvatur

[1] Roth *220*. p. 8.

wird, wenn sie frei ist, gewöhnlich in der Mitte geknickt, so dass ihre beiden Hälften gegen einander sehen. In ausgeprägten Fällen kann daraus die Schlingenform[1] des Magens resultiren.

Wenn die Verwachsung den Pförtner und die kleine Curvatur zugleich betrifft, so ist die letztere gewöhnlich stark, selbst bis auf die Länge von wenigen Centimetern, verkürzt. Die häufigste Ursache dieser Retraction sind Krebse des Pförtners mit Metastasen im Peritoneum der kleinen Curvatur, und fibröse Peritonitis; seltner sind rein narbige Verkürzungen[2] oder runde Geschwüre mit Perigastritis. Man findet in diesen Fällen meistens den Fundus auffallend stark nach links und selbst nach oben ausgedehnt, während die grosse Curvatur verhältnissmässig weniger gesenkt ist, oft nicht unter dem Nabel steht. Entsprechende Fälle sah ich auf der Strassburger medicinischen Klinik öfter am Krankenbett und bei der Section. — Doch ist mitunter auch bei Verkürzung der kleinen Curvatur die grosse weit nach unten ausgedehnt.[3]

Zuweilen entsteht die Sanduhrform infolge von Verwachsungen des Magens.[4]

Auch bei nicht verwachsenem Magen senken sich im allgemeinen wesentlich die grosse Curvatur und der Fundus. Die erstere reicht dabei eventuell bis zur Symphyse. Die Cardia wird etwas nach unten verzogen, verlängert und verdünnt. Ist der Pförtner von normaler Beschaffenheit, so bleibt er in der Regel ziemlich hoch oben liegen, wird nur wenig nach links und unten verzogen. Dadurch werden Pförtner und Cardia relativ oder auch absolut genähert, und ebenfalls mitunter die kleine Curvatur in einem spitzen Winkel geknickt, so dass wiederum die Schlingenform des Magens entstehen kann.[5]

Häufiger aber sinkt der Pförtner durch seine eigene Schwere, z. B. bei Carcinoma pylori, nach unten, und es

---

[1] Kussmaul *217.* Nr. 181. p. 9 10. — [2] Bärnhof *214.* 1853. III. p. 281. — [3] Nicolai *502.* 1855. p. 145. — [4] Mazzotti *214.* 1874. II. p. 249. — [5] Duplay *251.* 1833. Nov. Dec., *188.* Bd. 2. p. 182; Rilliet *264.* 1859. VI., *188.* Bd. 105. p. 179; Bayard *352.* p. 379; Bartels *188.* Bd. 158. p. 26; Cohnheim *533.* p. 37.

entwickelt sich die senkrechte Stellung des Magens. Der mit Speisen stark gefüllte Pylorustheil kann dann bei der Palpation mit einer linksseitigen Ovarialcyste verwechselt werden (Kussmaul). In anderen Fällen findet man den Pförtner weit nach rechts und selbst bis über die rechte Mammarlinie hinaus dislocirt. — Es ist überhaupt zu bemerken, dass der Pylorus unter Umständen — sogar bei partiellen Verwachsungen — ausserordentlich verschieblich ist.[1]

Die Schlingenform des Magens kann sich, wie Kussmaul (*217.* Nr. 181. p. 9. 10) an zwei Leichenbefunden zeigte, auch bei normal weitem Magen einstellen, wenn aus irgend einem Grunde Cardia und Pförtner einander und der Wirbelsäule abnorm stark genähert werden. Es entsteht daraus, ebenso wie aus der senkrechten Stellung, der Tiefstand des normal weiten Magens.

Die senkrechte Stellung wurde als pathologisch zuerst von Littré (*60.* 1716. p. 183) beschrieben, der sie bei einem Fall von Oesophagusstenose beobachtete. Die alten Autoren bis auf Vesal hatten sie ausnahmslos für die normale gehalten. Später hatte man sich überzeugt, dass diese senkrechte Stellung bei Kindern normal, bei Erwachsenen stets als pathologisch zu betrachten ist. In manchen Fällen ist sie wohl als ein Stehenbleiben auf der foetalen Entwicklungsstufe aufzufassen (Kussmaul *217.* Nr. 181. p. 8). Sonst aber wird ihre Entstehung veranlasst durch Lebervergrösserungen, durch Compression der unteren Rippen und besonders durch das Tragen von zu engen Schnürleibern. Aus letzterem Grund ist sie häufiger bei Weibern als bei Männern (Portal *124.* p. 158: Clendinning *213.* 1835. XVI. p. 343., *188.* Splb. I. p. 294; Meckel cit. *217.* Nr. 181. p. 8; Habershon *356.* p. 175). Auch durch Polyphagie an sich soll sie bedingt werden (Rilliet *264.* 1859. VI., *188.* Bd. 105. p. 179). — Die senkrechte Stellung entsteht, indem durch die genannten Momente der Pförtner nach unten und nach der Mittellinie hin verschoben wird (Kussmaul *217.* Nr. 181. p. 9). Sie kann in diesen Fällen bei beginnender Erweiterung besonders des Pylorustheils infolge der Belastung auftreten (ibid. p. 12—14. 29; vergl. Lesshaft *233.* Bd. 87. p. 85. 86) und ist andererseits als ein disponirendes Moment zur Erweiterung des Magens zu betrachten (Kussmaul ibid. p. 26).

5. Die Folgen der pathologischen Störungen der Magenbewegungen.

Die nächsten Folgen, die Erweiterung bei Atonie, die

[1] Ueber einen auf der hiesigen medicinischen Klinik beobachteten Fall von enormer Verschieblichkeit des carcinomatösen Pylorus, bei dem die Resection vorgenommen wurde, berichtet Ledderhose (*536.*).

unangenehmen und schmerzhaften Empfindungen bei Krampf und peristaltischer Unruhe, mussten der Sache gemäss schon oben eingeflochten werden. Die weitere Folge ist die „Dyspepsie“, mehr oder weniger weittragende Verdauungsstörungen, die andererseits aber auch primär auftreten und dann Ursache der Bewegungsstörungen werden können.[1] Diese Störungen entstehen nicht nur als Folge der Atonie oder Lähmung des Magens,[2] sondern auch als Folge von gesteigerten oder unordentlichen Bewegungen.[3] Dadurch entsteht entweder Stagnation der Nahrung im Magen und unter Umständen Flatulenz;[4] oder aber die Nahrung verweilt zu kurz im Magen und wird zu früh entleert.[5] Desshalb soll auch bei Lienterie eine gesteigerte motorische Erregbarkeit stattfinden.[6] Bei zu starker Zusammenziehung kann aber eine Stagnation nur dann statthaben,[7] wenn die Oeffnungen fest zusammengezogen sind.

B. DIE PATHOLOGIE DER MOTORISCHEN VERRICHTUNGEN DER CARDIA.

1. Anatomisches.

Zu den gewöhnlichsten Ursachen der Verengerung der Cardia gehören in der Wandung gebildete Tumoren, besonders

[1] Letzteres ist nach Levon (*134.* p. 197) stets der Fall. — [2] Cassebohm *184.* p. 12. 13. 15; Cullen und Bosquillon *328.* III. p. 197. 198. 200; Morison, Evans, Fletcher, Elliot, Ledger, Wilson, Maharc, Brehier, Powell, Mure, Campbell, Logan, M'Keoch Nr. *329* — *341*; John Brown und seine Anhänger cit. *173.* p. 136 und *192.* 1867. XIV. p. 104; Chomel *351.* p. 59; Wilson Fox *318.* II., *188.* Bd. 160. p. 136; Bayard *352.* p. 237; Uffelmann *150.* 1877. XX. p. 547; Jolly *194.* Splb. p. 264; Loeb cit. *134.* p. 197; Chambers *350.* p. 327; Patissier *345.* 1858. 2. T. XVII p. 520; Soutzo *497.* p. 24; Sudour *515.* p. 21. — [3] Portal *124.* p. 167; Guipon *357.* p. 61; Trousseau *214.* 1857. III. p. 177; Ullersperger *192.* 1867. XIV. p. 113. 139 und 1868. XV. p. 74 ff.; Corvisart cit. *134.* p. 120; Hartmann *505.* p. 330; Sudour *515.* p. 21; vergl. Raymond *470.* p. 77. — [4] Fueter *349.* 1847. H. 1., *214.* 1847. III. p. 268; Raymond *470.* p. 77; Jolly *194.* Splb. p. 264. — [5] Becker *173.* p. 262. 263; Guipon *357.* p. 62; Trousseau *369.* III. p. 23; Hartmann *505.* p. 330. — [6] Canstatt *346.* IV. p. 421. — [7] Portal *124.* p. 167.

das Carcinom; seltner sind die nach Ulcerationen und Anätzungen zurückbleibenden Narben; sehr selten kommt durch den von aussen sitzenden Geschwülsten — Aneurysmen, Tumoren der Wirbelsäule etc. — ausgeübten Druck eine Stenosirung der Cardia zu stande. Dass die Leber eine Compression des unteren Endes des Oesophagus veranlassen, dass durch Congestionen in der Nähe des Hiatus œsophageus des Zwerchfells die Deglutition erschwert werden kann,[1] ist nicht erwiesen.

Eine abnorme Erweiterung kann nach der Ansicht einiger Autoren consecutiv bei starken Erweiterungen des Magens auftreten.[2] Genauere Angaben hierüber fehlen leider.

2. Die pathologischen Störungen der activen Bewegungen der Cardia und deren Folgen.

Die schon von G. van Swieten[3] aufgestellte Behauptung, dass bei dauernder Ueberausdehnung des Magens nicht nur Erschlaffung des Magens selbst, sondern auch seiner Oeffnungen eintritt, dass letztere sich aber bei plötzlicher Ueberausdehnung fest und krampfhaft verschliessen, scheint von der Mehrzahl der späteren Autoren kaum beachtet worden zu sein.

Die wenigen, welche diese Stelle citiren, legen Nachdruck nur auf die Erschlaffung des Magens selbst, und lassen die eventuelle Erschlaffung der Oeffnungen, speciell der Cardia fast ganz ausser Acht.

Sicherlich kommt eine Erschlaffung der Cardia nicht ganz selten vor. Sie führt oft zur Parese, vielleicht auch mitunter zur vollständigen Paralyse der Cardia, und steht nicht nur in einer gewissen Beziehung zu der unten ausführlich zu besprechenden Rumination, sondern scheint auch eine nothwendige Bedingung für das Zustandekommen der habituellen Ructus, des Aufstossens, der Eructationen zu sein.

---

[1] Portal *124.* IV. p. 535. — [2] S. C. *312.*, *188.* Bd. 51. p. 303; Malbranc *232.* 1878. p. 45. — [3] *326.* p. 133. 134.

Andererseits suchte man die Eructationen dadurch zu erklären, dass bei dyspeptischen Zuständen die Zusammenziehungen im unteren Theil des Oesophagus kürzer, die Intervalle häufiger seien, als unter normalen Verhältnissen.[1]

Man hat keinen Grund, das Vorkommen eines Krampfes oder überhaupt einer Steigerung der Bewegung an der Cardia zu bezweifeln.[2] Der Krampf kann mit schmerzhaften Zusammenziehungen am Magen selbst vergesellschaftet,[3] oder für sich die Folge[4] oder die Ursache[5] einer Schmerzempfindung, eines Magenkrampfes sein. Er hilft angeblich, durch Verhaltung der Gase, zur Entstehung der Flatulenz des Magens[6] und des daraus folgenden „Magenmunddrückens".[7]

Ob ein Krampf der Cardia den Uebertritt der Speisen in den Magen hindern, ein Verweilen derselben im unteren Theil des Oesophagus und Regurgitation veranlassen, und Erweiterung des Oesophagus zur Folge haben kann (Canstatt *346.* IV. p. 351; Foot *348.* 1874. p. 327., *188.* Bd. 163. p. 155; Huss *133.* T. V 1843. Nr. 23., *214.* 1843. III. p. 389), oder gar eventuell das Erbrechen hindert (Nasse *313.* 1851. p. 148), ist nicht sicher festgestellt.

3. Die krankhaften Störungen der passiven Bewegungen der Cardia.

Dass durch Druck von Tumoren etc. eine Verengerung oder Verschliessung der Cardia zu Stande kommen kann, ist oben erwähnt worden.

Durch die Lageveränderung des Magens bei Uebergang in die Verticalstellung wird seine Axe auf die des Oesophagus gerade gerichtet, der an der Cardia zwischen beiden gebildete Winkel mehr oder weniger ausgeglichen, und dadurch das Erbrechen erleichtert. Bei Entwicklung einer Hernia diaphragmatica kann dieser Winkel viel mehr zugespitzt werden und sogar eine vollkommene Knickung entstehen. Deglutitions-

---

[1] Man vergl. J. Müller *174.* I. p. 499. — [2] Budge *141.* p. 58; Grimaud *165.* II. p. 216. — [3] Skoda *353.* 1860. Nr. 49. p. 410., *214.* 1861. III. p. 281. — [4] Lebert *315.* p. 157. — [5] Gundlfinger *380.* p. 8; Nasse *313.* 1851. p. 145. 146. — [6] Marchand *362.* p. 7; Ross *516.* I. 1855—1856. p. 328. — [7] Stamm *295.*, *188.* Bd. 34. p. 173.

beschwerden können dabei fehlen. Auch das Eindringen einer biegsamen Magensonde ist nicht immer unmöglich, vielleicht desshalb, weil im Moment der Einführung eine theilweise Reposition des Magens zu Stande kommen kann.[1]

C. DIE PATHOLOGIE DER MOTORISCHEN VERRICHTUNGEN DES PFÖRTNERS.

1. Anatomisches.

Schon die Alten wussten, dass Narben oder scirrhöse Infiltration die häufigsten Ursachen der Verengerung des Pförtners sind. Die Narben sind Folge von Ulcus ventriculi, seltner durch Aetzung veranlasst.[2] Krebse des Pylorus führen in der Regel, doch nicht immer zur Stenose; in einzelnen Fällen fehlen die Stenosenerscheinungen während des ganzen Verlaufes der Krankheit, in anderen verschwinden sie zu Ende derselben infolge des Zerfalls des Tumors. Selten sind Lipome oder Fibrome, Cysten oder Polypen Ursache der Verengerung.[3] Ferner können bei chronischem Katarrh die Schleimhaut und besonders die in ihr gelegenen Drüsen, sowie die Submucosa, ebenfalls infolge chronischer Entzündung, hypertrophiren und dadurch beträchtlich verdickt werden.[4] Die Muskelhaut hypertrophirt am Pylorustheil constant bei irgend welchen Verengerungen des Pförtners, führt aber eventuell auch ohne diese letztere zur „essentiellen hypertrophischen Stenose“,[5] bei der also eine Verengerung zu Stande kommt infolge von reiner Muskelhypertrophie.

Die Hypertrophie ist angeblich bei Kindern häufiger als bei Erwachsenen, beschränkt sich auf den Sphincter selbst, oder betrifft die ganze portio pylorica.[6] In den meisten dieser

---

[1] Dietz *535.* p. 17. 27. — [2] Brand *460.*, *188.* Bd. 72. p. 302. — [3] Brand l. c. — [4] Andral *172.* II. p. 40; Brand l. c. — [5] Lebert *525.* p. 291; Wald *510.* p. 15; Strauss *503.* p. 10; Lindenau *512.* p. 10; vergl. Bruch *218.* 1849. VIII. 3., *188.* Bd. 66. p. 46. 47 und Hanner *237.* 1850. 24., *188.* Bd. 67. p. 330. — [6] Brand l. c.

Fälle sind alle drei Häute zugleich, wenn auch nicht gleichmässig, oft aber sehr beträchtlich verdickt, während der Pförtner selbst bis auf die Grösse einer Federspule verengt sein kann.[1]

Oft ist der chronische Katarrh der Schleimhaut als Ursache der Muskelhypertrophie nachzuweisen; oft fehlt jede Ursache.

Dass die Hypertrophie durch nicht geheilten Magenkrampf (Scharlau l. c.) oder durch häufiges Erbrechen (Brinton *129.* p. 241) veranlasst werden könne, sind nicht erwiesene Hypothesen. Es wird kaum möglich sein zu entscheiden, was hier Ursache oder Wirkung ist.

Auch durch Fissuren der Schleimhaut kann angeblich der Pförtner verengt werden (Führer *320.* 1854. p. 238, *214.* 1854. II. p. 79). — Die Verengerung kann endlich angeboren sein, ebenso wie der totale Verschluss des Pförtners (Landerer *461.*, *217.* Nr. 181. p. 25; Wünsche *526.* N. F. VIII. 1875. p. 367).

Man vergl. überhaupt (Oppolzer *284.* 1867. p. 438; Leube *194.* VII. 2. p. 199; Guichard *524.* p. 25; Voigtel *498.* p. 518; Calot *495.* p. 5 ff.; Retzius *348.* 1856. XXII. p. 501.

Der Pförtner kann ferner durch Druck von aussen, bei Krebsen der Leber oder des Pankreas, comprimirt, durch Adhaesionen verzogen, geknickt und eingeschnürt werden. Durch narbige Bindegewebsmassen, die nach Perigastritis oder im Gefolge von Ulcus rotundum oder Gastritis submucosa oder einer Phlegmone des Bindegewebes der Porta hepatis sich bilden, kann der Pförtner oder der obere Theil des Duodenum eingeschnürt werden.[2]

Die Verengerungen des Duodenum durch Narben, Geschwülste etc.,[3] durch Axendrehung im oberen Querstück,[4] die Compression durch ein übermässig langes Colon transversum,[5] durch die dislocirte rechte Niere (Wanderniere),[6] durch Tumoren des Pankreas[7] haben, ebenso wie auch die im Dünndarm gelegenen Verengerungen oder Verschliessungen[8]

---

[1] Scharlau *316.* 1846. p. 172., *214.* 1846. III. p. 252. — [2] Kussmaul *217.* Nr. 181. p. 24. 25. — [3] Lebert *315.* p. 125; Rosenbach *217.* Nr. 153. p. 7; Roth *220.* p. 9; Kussmaul *217.* Nr. 181. p. 24. — [4] Rembold *354.* XI. 1865. Nr. 6. 7. — [5] Heschl *323.* VII. 1851. Nr. 4., *188.* Bd. 72. p. 35. — [6] Bartels und Müller-Warneck *232.* 1877. Nr. 30. p. 429 ff. — [7] Roth *220.* p. 9. — [8] Fiedler *256.* 1864. V. p. 78., *188.* Bd. 125. p. 44.

für den Magen dieselbe Folge, wie die Pylorusstenosen: die Erweiterung; dabei aber wird in der Regel zugleich auch der Pförtner selbst infolge der Stauung erweitert und erschlafft.[1] Andererseits kann unter Umständen durch Ulcerationen des Pförtners, durch zerfallende Carcinome die Oeffnung erweitert werden.[2]

Die gewöhnlichste Lageveränderung des Pförtners ist seine Verschiebung nach oben links oder nach unten rechts; ersteres gewöhnlich infolge von narbiger Verziehung, letzteres bei Entwicklung der verticalen Stellung und der Erweiterung. Der Pförtner kann dabei bis unter den Nabel herabsteigen.[3] Ausnahmsweise kann er auch beim Sinken nach unten der Medianlinie nahe bleiben.

2. Die pathologischen Störungen der activen Bewegungen des Pförtners.

a. *Verminderung der activen Bewegungen.*

Man nimmt an, dass es am Pförtner einen Zustand von Erschlaffung gebe, dass er die Fähigkeit, sich zusammen zu ziehen, verlieren könne. Es entstehe dann das Relâchement, die Insufficienz oder Incontinenz des Pförtners, infolge deren die Nahrung in der ersten Zeit der Verdauung nicht festgehalten werde, sondern unverändert und ungenügend verdaut in das Duodenum übertrete.[4]

---

[1] Stiller *284*. 1879. p. 75; Larcher *133*. 1867. Nr. 9., *214*. 1867. II. p. 148. — [2] Chomel *351*. p. 128; Ebstein *150*. XXVI. 1880. p. 303. — Im November 1881 kam auf der hiesigen medicinischen Klinik ein Mann zur Beobachtung, bei dem die Section einen faustgrossen primären Colloidkrebs des oberen Theils des Duodenum nachwies. Man fand das Lumen durch Zerfall erweitert und den nicht in den Bereich des Krebses gezogenen Pylorus für zwei Finger durchgängig. Patient hatte nach seiner Angabe vor zwei bis drei Jahren an „Magenkatarrh“ mit Diarrhoe und häufigem Erbrechen gelitten, und auch in den letzten Jahren stellte sich die Diarrhoe häufiger ein, während Erbrechen und überhaupt Stenosenerscheinungen ganz fehlten. — [3] Chomel *351*. p. 128; Kussmaul *217*. Nr. 181. p. 13. — [4] A. Retzius *348*. vol. XXII. 1856. p. 502; L. de Séré *236*. p. 17; Alfonsi *478*. p. 17; Ebstein *217*. Nr. 155; Lebell *302*. p. 32 ff.

Diese Erschlaffung soll sich ganz schleichend und langsam entwickeln,[1] infolge zu langen Enthaltens von der Nahrung ebenso wie nach häufigen Ueberladungen;[2] ferner soll sie bei verschiedenen Krankheiten als Folge oder Symptom eines nervösen Zustandes,[3] als Lähmung auf rein nervöser Basis[4] auftreten, wo dann locale organische Veränderungen fehlen. In anderen Fällen hat sie eine organische Grundlage, und zwar entsteht sie besonders häufig bei Krebs des Pförtners.[5]

Es kann Stenose neben der Insufficienz bestehen,[6] und die letztere entwickelt sich eventuell erst im weiteren Verlauf der Krankheit mit dem beginnenden ulcerösen Zerfall des Krebses.[7] Es schwindet dann das vorher hartnäckige Erbrechen,[8] während Diarrhœ entsteht.[9] —

Es unterliegt keinem Zweifel, dass hie und da eine Erschlaffung, eine wirkliche Insufficienz des Pförtners vorkommt. Sicherlich findet sie sich — ausser bei Verhärtungen und Carcinom des Pförtners — auch in Fällen von Verengerung des Duodenum und Jejunum,[10] bei Ileus etc. Ueber die Symptome der Incontinenz und über ihre Folgen ist aber nichts sicheres constatirt. In den betreffenden Beobachtungen bestand intra vitam eine auffallende Schwäche der Kranken,[11] ferner Tympanites des Darms und Diarrhœn, die jedoch beide, ebenso wie etwaige weitere Verdauungsstörungen, auch auf irgend welche andere Momente sich meist zurückführen lassen dürften. Der Umstand, dass anfangs bestehendes Erbrechen später fehlt, ist schwerlich zu verwerthen. Die tägliche Erfahrung lehrt, dass oft sehr hartnäckiges Erbrechen bei nicht stenosirtem Pförtner besteht,[12] und dass dasselbe bei hochgradigen Verengerungen — allerdings sehr selten — fehlen

[1] Séré l. c. p. 47. — [2] Séré *236.* p. 55., *300.* 1864. p. 246., *214.* 1864. III. p. 305.; vergl. Beaude *310.* XIII. p. 334. — [3] Séré *300.* 1864 p. 246. — [4] Ebstein *150.* 1880. XXVI. p. 315. 318., *217.* Nr. 155. p. 14. — [5] Ebstein *217.* Nr. 155. p. 11—13. — [6] Ebstein *217.* Nr. 155. p. 12. — [7] Ebstein *150.* 1880. XXVI. p. 299; Habershon *190.* dritte Serie. vol. XVI. p. 404. — [8] Ebstein l. c. — [9] Chomel *351.* p. 128. — [10] Stiller *284.* 1879. p. 76; Oser cit. *302.* p. 39. — [11] Séré *300.* 1864. Nr. 52. p. 246., *214.* 1864. III. p. 305. — [12] Eberle *126.* p. 171.

kann. Die Aufblähung mit Kohlensäure[1] ist nicht geeignet die Diagnose dieses Zustandes zu ermöglichen, da oft bei ganz normalem Pförtner das Gas sofort oder sehr bald in den Darm entweicht.[2]

Séré (*236*. p. 31) unterschied ein relâchement du pylore von der Insufficienz desselben und betrachtete das Relâchement als eine einfache functionelle Störung (désordre fonctionnel), die Insufficienz aber als ein organisches Leiden (altération organique). Ebstein (*217*. Nr. 155) fasste diese beiden Seiten des Leidens unter dem Namen Incontinenz oder Nichtschlussfähigkeit des Pylorus zusammen, die, an sich eine functionelle Störung, in der Mehrzahl der Fälle auf organischen Veränderungen, besonders auf Carcinom zu basiren scheine. — Dass Séré zur Erläuterung des Zustandes den Ausdruck „Rheumatismus des Magens" gebrauchte, sei als Curiosum erwähnt.

Uebrigens wussten schon die Alten, dass der Pförtner erschlafft oder abnorm schlaff und gelähmt sein kann, und beschrieben die Insufficienz des Pylorus fast genau in der Form der heutigen Lehre (Ruysch *104*. I. p. 68 obs. 74; Haller *115*. p. 184; G. van Swieten *326*. p. 134). — Von einem mangelhaften Verschluss der Pylorusklappe durch Erweiterung infolge von Verhärtung erzählte Mérat (cit. *251*. 1833. Nov. Dec., *188*. Bd. II. p. 177).

b. *Krankhafte Steigerung der activen Bewegungen des Pförtners.*

Während man in der Regel in der Leiche den Pförtner nicht mehr fest geschlossen findet, sind doch einzelne Fälle beschrieben, in denen man nach plötzlichem Tod und nach fieberhaften Krankheiten den Pylorus und seine Nachbarschaft sehr stark und krampfhaft zusammengezogen fand (Wepfer *58*. p. 287; de Haen *463*. p. 272; Andral *172*. I. p. 500). Besonders soll das der Fall sein, wenn heftiges Erbrechen dem Tode kurz voraus ging (Brinton *129*. p. 241).

Die spastische Zusammenziehung des Pförtners wird als ein Reflexkrampf aufgefasst.[3] Derselbe wird angeblich erregt durch Gase im Magen, die wie ein Fremdkörper wirken können, oder ist Folge einer Entzündung und erhöhten nervösen Reizbarkeit,[4] oder des Reizes durch die sauren stagnirenden Massen,[5] durch eine Geschwulst,[6] durch schmerzhafte

[1] Ebstein *217*. Nr. 155 p. 10. 11. — [2] Lebell *302*. p. 44; Kussmaul *217*. Nr. 181 p. 16; Oser *487*. 1881. VII. p. 5. — [3] Ziemssen *217*. Nr. 15. p. 26; Rosenbach *217*. Nr. 153. p. 8; Ebstein *150*. 1880. XXVI. p. 316. 317; Kussmaul *217*. Nr. 181. p. 26. — [4] Habershon *356*. p. 260. — [5] Kussmaul *150*. 1869. VI. p. 471. — [6] Leube *194*. VII. 2. p. 128.

Erosionen oder Geschwüre.[1] Er kann auch durch directe Reizung mit einem fremden Körper erzeugt werden.[2]

Der Krampf ist besonders stark am Pylorus, weil hier die Musculatur am meisten entwickelt oder sogar hypertrophisch ist.[3] Er ist stark genug, um eine Stenose oder einen Verschluss der Oeffnung zu erzielen,[4] und den Austritt der aufgelösten Nahrung zu verhindern oder zu erschweren,[5] vielleicht auch Meteorismus und Flatulenz zu verursachen.[6] Möglicherweise sind die zeitweilig bei Pylorusstenosen auftretenden Symptome eines totalen Verschlusses manchmal auf einen solchen tonischen Krampf zurückzuführen.[7]

Der Krampf wird angeblich aufgehoben, wenn man die Säure durch geeignete Mittel neutralisirt (Ziemssen *217.* Nr. 15. p. 14). Damaschino (*325.* p. 582) scheint die Existenz eines Krampfes des Pförtners zu bezweifeln, weil sie noch nicht erwiesen ist.

3. Durch das Nervensystem vermittelte Störungen der Bewegungen des Pförtners.

Ueber Leiden der den Pylorus selbst versorgenden peripheren Nervenfasern ist nichts bekannt. Dass sie wie die den übrigen Magen versorgenden Nerven eventuell ulcerös zerstört, oder in dem krebsigen Gewebe mehr oder weniger gedrückt werden, degeneriren und verschwinden können, ist wohl als selbstverständlich zu betrachten.

Was den weiteren mehr indirecten Einfluss des Centralnervensystems angeht, so können wahrscheinlich durch Störungen in demselben sowohl Krampf- als Lähmungszustände am Pförtner hervorgerufen werden.

---

[1] Kussmaul *150.* 1869. VI. p. 471., *217.* Nr. 181. p. 26; Ziemssen *217.* Nr. 15. p. 13; Lebert *315.* p. 548; Rosenbach *217.* Nr. 153. p. 7. — [2] Beaumont *140.* p. 172. — [3] Kussmaul *150.* 1869. VI. p. 471. — [4] Brand *460.*, *188.* Bd. 72. p. 302. 303; Ziemssen *217.* Nr. 15. p. 13; Leube *194.* VII. 2. p. 128; Lebert *315.* p. 547; vergl. Piorry *300.* 1855. p. 574; Calot *495.* p. 5; Guichard *524.* p. 37. 38. — [5] G. van Swieten *326.* p. 133; Bosquillon *328.* III. p. 206; Habershon *356.* p. 198; Ziemssen *217.* Nr. 15. p. 26; Leube *194.* VII. 2. p. 128. — [6] Lebert *315.* p. 103; Jolly *194.* Splb. p. 264. — [7] Kussmaul *150.* 1869. VI. p. 471.

Dass zur Erklärung des Relâchement und der Incontinenz des Pförtners mitunter nervöse Ursachen herangezogen wurden (L. de Séré, Ebstein), ist oben erwähnt. Die Incontinenz entsteht nach Ebstein (*150.* 1880. XXVI. p. 317) auf nervösem Wege: 1) als Lähmung des Sphincter pylori infolge von nervösen peripheren oder centralen Störungen; 2) die Pylorusschleimhaut werde anæsthetisch, unfähig, die reflectorische Zusammenziehung des Pförtners zu vermitteln; oder aber 3) die Schleimhaut sei zwar empfindlich, aber in den Centralorganen finden sich hemmende Momente für die Auslösung der Reflexe. Diese Reflexhemmungen spielen nach Ebstein wahrscheinlich bei den Hysterischen eine grosse Rolle. — Ebstein führt (l. c. p. 315. 324) als Beleg für seine Ansicht einer Incontinenz auf rein nervöser Basis einen Fall von Compressionsmyelitis an. Ich glaube diesen Fall keineswegs für beweiskräftig halten zu dürfen. Es möchte sich wohl auch hier um die rein physiologische Incontinenz des normalen Pylorus für Kohlensäure bei nüchternem Magen gehandelt haben.

Wahrscheinlich finden sich auch abnorme Krampfzustände am Pförtner infolge einer erhöhten localen nervösen Reizbarkeit (Habershon *356.* p. 260), bei Magenneurosen (Lebert *315.* p. 548) und bei Hypochondrie (Jolly *194.* Splb. p. 264).

4. Die krankhaften Störungen der passiven Bewegungen des Pförtners.

Zu dem was oben schon über die groben Lageveränderungen des Pförtners, seine Verzerrung durch Verwachsungen, und seine oder des Duodenum Verengerungen durch Druck von aussen erwähnt wurde, ist noch beizufügen, dass der bei der Erweiterung des Magens nach abwärts gedrängte Pförtner eventuell bei der Besserung wieder in seine normale Lage hinter der Leber zurück tritt.[1]

Es kommt ferner bei erweitertem Magen unter Umständen wahrscheinlich zeitweise zu einer schlitzförmigen Verziehung des Pförtners oder richtiger des oberen Theils des Duodenum.

Es entstehen nemlich in manchen Fällen Symptome des gänzlichen Verschlusses des Pförtners, die solange andauern, bis grosse Mengen des Mageninhalts nach oben durch Erbrechen oder Auswaschen entleert werden; dann wird der

---

[1] Kussmaul *150.* 1869. VI. p. 461.

Weg wieder solange frei, bis der Magen abermals überfüllt ist, wodurch die Undurchgängigkeit neuerdings sich herstellt.[1] Es scheint, dass die übermässige Ausdehnung, Füllung und Belastung des Magens selbst dabei ein mechanisches Moment gebe, welches die Verengerung zur vollständigen Verschliessung steigern kann.[2] Durch das Experiment liess sich nachweisen, dass eine solche Verziehung bei überfülltem erweitertem Magen nicht am Pförtner selbst,[3] wohl aber an der Uebergangsstelle des beweglichen oberen Querstücks des Duodenum in den stark fixirten verticalen Theil zu stande kommen kann, indem die pars horizontalis herabgezogen und zu dem verticalen Theil in einen spitzen Winkel geknickt wird, so dass der Kanal ganz undurchgängig wird.[4]

Man vergleiche Jacoby *232*. 1872. IX. Nr. 38. p. 458., *188*. Bd. 160. p. 141; Groetschel *509*. p. 7; Wiesner *232*. 1870. Nr. 1. p. 5; Ekberg *188*. Bd. 172. p. 135.

Ausserdem endlich wies Kussmaul experimentell eine weitere Möglichkeit eines mechanischen totalen Verschlusses des Pförtners nach. Es war ein Fall von Carcinoma pylori und Magendilatation, bei dem mit zunehmender Füllung und Rotation des Magens der verdickte Pylorustrichter eine sagittale Stellung einnahm und wie eine Pelotte von vorn nach hinten fest gegen den Anfangstheil des Duodenum gepresst wurde, während sich zugleich das Duodenum an seiner Abgangsstelle vom Pylorus um seine Axe drehte (*217*. Nr. 181. p. 36).

Man muss wohl annehmen, dass diese Art eines Verschlusses nur ausnahmsweise unter besonderen pathologischen Verhältnissen vorkommen kann, dass sie stets fehlen muss, wenn wie immer im Normalzustande, die Rotation nicht möglich ist. Vermuthlich trägt auch die horizontale Lage zu ihrer Entstehung nicht unwesentlich bei. Natürlich ist in dieser die Rotation verhältnissmässig leicht, und wenn sie dann zu Stande kommt, so drängt die Schwere des Magens selbst den Pförtner nach hinten gegen die Wirbelsäule und den Anfangstheil des Duodenum.

5. Die Folgen der krankhaften Störungen der Bewegungen des Pförtners.

Ueber die Folgen der Insufficienz des Pförtners ist bis

[1] Kussmaul *217*. Nr. 181. p. 25. — [2] Kussmaul *150*. 1869. VI. p. 459. 469. 470. — [3] Kussmaul l. c. p. 470; Penzoldt *198*. p. 26. — [4] Kussmaul *150*. 1869. VI. p. 470., *217*. Nr. 181. p. 25. 26.

jetzt nichts Bestimmtes zu sagen. Die hierher bezüglichen Aeusserungen der Autoren sind Hypothesen.

Man hat das Aufstossen von fœtiden, angeblich aus dem Darm stammenden Gasen (Chambers *350.* p. 448; L. de Séré *236.* p. 19. 20), das häufige Erbrechen von Galle (Beau *300.* 1863. Nr. 87. p. 345), die Tympanie des Darms bei Hysterischen (Ebstein *217.* Nr. 155. p. 14) auf eine Erschlaffung des Pförtners zurückgeführt. Infolge des frühzeitigen Austritts der Nahrung in den Darm sollen einerseits intestinale Dyspepsie (Corvisart *464.* p. 283. cit. *236.* p. 30), Lienterie und andere Verdauungsstörungen, bei denen unverdaute Stoffe abgehen (L. de Séré *236.* p. 46), entstehen, andererseits soll sich eine Steigerung des Appetits einstellen (Ruysch, Haller, G. van Swieten ll. supra cc.; L. de Séré *300.* 1864. Nr. 62. p. 246), und doch die aufgenommene Nahrung nicht verwerthet, die Kranken dadurch auffallend schwach werden (L. de Séré *300.* 1864. p. 246., *236.* p. 17).

Die fast unausbleibliche Folge einer Verengerung oder Verhärtung des Pförtners ist die Magenerweiterung, gleichviel ob die Stenose am Pylorus selbst, oder im Duodenum liegt, ob sie durch Veränderungen in der Wandung des Kanals oder durch Compression von aussen bewirkt wurde. Denselben Effect können auch alle Lageveränderungen und narbige Verziehungen des Pylorus haben. Nach welcher Richtung hin auch die Dislocation erfolgen mag, stets werden Knickungen oder Zerrungen des Kanals und dadurch erschwerte Durchgängigkeit desselben die Folge sein. Mit der Zeit leiden darunter alle Functionen des Magens, die Chymification, Resorption und Peristaltik.[1]

Ob die krampfhafte Zusammenziehung des Pförtners zur Entwicklung einer Magenerweiterung und excentrischen Hypertrophie führen kann, ist noch erst zu erweisen (Alfonsi *478.* p. 18; Kussmaul *217.* Nr. 181. p. 26). Man vergleiche Luton *465.* p. 257; Lebert *315.* p. 103. 547; Groetschel *509.* p. 7. 8; Oser *487.* VII. 1881. p. 2 und Nauwerk *150.* XXI. p. 573 für diese Annahme; Brand *460.*, *188.* Bd. 72. p. 303 und Damaschino *325.* p. 582 gegen dieselbe.

Sehr wahrscheinlich ist sie eine der Ursachen der Cardialgie (Beaumont *140.* p. 172; Marchand *362.* p. 7; Skoda *353.* 1860. Nr. 49. p. 401., *214.* 1861. III. p. 280; Séré *236.* p. 46; Habershon *356.* p. 259; vergl. Brinton *129.* p. 34).

Eine Beobachtung, die Personen mit ganz gesunden Magen zuweilen an sich selbst machen, ist die, dass 4 bis 6 Stunden nach dem

---

[1] Kussmaul *150.* 1869. VI. p. 485.

Genuss schwerverdaulicher Speisestücke (gesottene Kartoffeln. Kastanien und dergl.) mehr oder minder deutliche Schmerzempfindungen in der Gegend des Pylorus auftreten, die meist bald verschwinden, während zugleich die Verdauung gänzlich beendigt wird. Der Genuss eines alkalinischen Säuerlings, z. B. eines Glases Vichywasser, kann diese Schmerzen rasch beseitigen und die Entleerung des Magens beschleunigen. Diese Erscheinung erklärt sich doch wohl am leichtesten dadurch, dass die letzten nicht genügend zerfallenen Brocken bei dem Eintritt in den Pylorus den Muskel zu einer krampfhaften, schmerzhaften Contraction reizen. Wäre dies nicht der Fall, so begriffe man nicht, wie der einfache Durchtritt durch den normal weiten Kanal Schmerz verursacht. (Kussmaul).

ANHANG.

DIE RUMINATION BEIM MENSCHEN.

Die sehr ausgedehnte Literatur, die vielfachen Controversen über dieses eigenthümliche Leiden rechtfertigen zur Genüge die Besprechung desselben in einem besonderen Abschnitt.

Die dem Griechischen entstammende Bezeichnung Merycismus ist namentlich von den französischen Autoren angewendet worden. Durand Fardel (*207.* 1866. T. 29. p. 8) schreibt „Mœricisme". Die Deutschen gebrauchten fast ausnahmslos das lateinische Wort Ruminatio oder das deutsche Wiederkauen. Zollikofer (*54.* p. 4) führt aus dem alemannischen Dialect den eigenthümlichen Ausdruck „Möuven" an.

1. Geschichtliches.

Es ist bekannt, dass Hieronymus Fabricius ab Aquapendente (*21.* p. 129 ff.) der erste war, welcher unter Mittheilung von zwei entsprechenden Fällen darauf aufmerksam machte, dass die Rumination, dieser bei gewissen Thieren durchaus physiologische Vorgang, mitunter auch beim Menschen sich findet.

Er identificirte den Zustand vollständig mit dem gleichbenannten bei Thieren und definirte: „ruminatio est localis cibi motus, quo sursum per gulam in os regeritur, manditur et lævigatur, inde rursus devoratur". Diese Bewegung gehe in der Weise vor sich, dass die Speise vom Magen abgestossen, vom Mund aber angezogen werde. Veranlasst werde sie durch eine Neigung, das Gute aus den Speisen heraus zu finden und das Ueble zu vermeiden. Da die Muskeln das Werkzeug der freien und willkürlichen Bewegung seien, die Rumination aber ohne Mitwirkung eines Muskels zu Stande komme, so sei sie keine freie Bewegung, sondern eine natürliche und unwillkürliche.

Die eine der von Fabricius mitgetheilten Beobachtungen betraf einen alten Paduaner, der unwillkürlich, aber mit einem angenehmen Gefühl sowohl feste, wie weiche Speisen ruminirte. Während einer

Krankheit cessirte das Uebel, ebenso wie auch die Thiere nicht wiederkauen, wenn sie erkranken. Der Vater des Patienten hatte auf der Stirn ein kleines sehr hartes Horn getragen, und Fabricius glaubt, dass desshalb der Sohn eine erbliche Disposition zur Aneignung dieses thierischen Zustandes gehabt habe. — Im zweiten Fall handelte es sich um einen Mönch, der an Marasmus starb, wie Fabricius meinte, desshalb, weil die Speisen stets stürmisch in den Mund zurückkehrten und also Magen und Leber fortwährend Mangel an Nahrung litten.

Seitdem haben sich eine recht beträchtliche Zahl von Autoren mehr oder weniger eingehend mit der Rumination beschäftigt. Die Zahl der zur Beobachtung gekommenen Fälle mehrte sich. Peyer (*381.* lib. I Cap. VI und lib. III Cap. III) konnte im Jahre 1685 in seiner Merycologie schon zwölf Beobachtungen zusammenstellen. Diese ausführliche und auch in der Jetztzeit noch sehr beachtenswerthe und hervorragende Arbeit vermeidet geschickt und nicht ohne Kritik die unsinnigen Anschauungen älterer Autoren über das Wesen dieses Leidens und die Verwandtschaft der damit behafteten Menschen zu den wiederkauenden Thieren. Doch leugnet Peyer auch nur den physischen, nicht aber den eventuellen psychischen Zusammenhang der menschlichen Rumination mit der thierischen. Denn unter Bezugnahme auf zwei Fälle von Rumination bei einem geistesschwachen Menschen und bei einem Bauern sagt er: „Mirum sane haud est, si bruta stupiditas belluinos mores attulit“ und: „cujus rei causam aptiorem nullam comminiscor, quam frequentissimam pecudum tractationem“.

Die Ansicht von einem physischen Zusammenhang war besonders durch Bartholinus (*382.*) ausgebaut worden, der sich nicht damit begnügte, dass der Vater des edlen Paduaners ein Horn auf der Stirn getragen habe, sondern auch behauptete, dass der Mönch des Fabricius zwei Hörner auf der Stirn hatte; denn: ruminantes homines bestiis affines fere cornua habent“. Ja er geht noch weiter: „quin etiam duplex fuerit (ventriculus) apud Salmuthum et alios, dubitare non licet“.

Als letzter und abenteuerlichster Vertreter dieser Richtung ist Schurig (*383.*) zu erwähnen: „Nefarius quidam se cum vacca commiscuerat, quae post aliquot menses puerum edidit, qui tamquam homo perfectus, baptissatus, posteaque præceptis christianis institutus. pietati se addidit. Sensit tamen in animo propensiones vaccinas pascendi prata et ruminandi herbas“.

Unter der grossen Zahl der späteren Arbeiten mögen hier nur noch zwei Dissertationen specielle Erwähnung finden, deren Verfasser beide selbst Ruminanten waren und ihre persönlichen Beobachtungen mittheilen konnten. Es sind dies Cambay (*384.*) und Rossbach (*385.*). In der neueren Zeit ist dann die ganze Lehre von der Rumination durch eine vorzügliche Arbeit von Dumur (*386.*) in ein neues Stadium übergeführt worden. Dieser Autor bezeichnete den Zustand als eine

Lähmung der Cardia und stellte hiermit eine Ansicht auf, für die sich wenigstens einige gute Gründe vorbringen lassen.

Ich werde mich in meiner Darstellung im wesentlichen an diese in mancher Beziehung klassische Arbeit halten können. Auf eine genauere Kritik der einzelnen Fälle kann ich mich hier nicht einlassen. Dagegen werde ich mich bemühen, das von Dumur gegebene Literaturverzeichniss zu vervollständigen und bis auf die neueste Zeit fort zu führen.

2. Anatomisches.

Die älteren Autoren beschrieben bei Ruminanten einen doppelten Magen (Bartholinus cit. *386*. p. 12; nicht Fabricius, wie fälschlich Bentschneider *387*. p. 15 berichtet); oder eine abnorme Grösse des Magens (Fabricius *21*. p. 135; Vogel cit. *386*. p. 34; Arnold *388*. p. 205; Bamberger *389*. p. 195; Hempel *390*. p. 26); oder eine auffallende Stärke der Musculatur, entweder des Magens selbst (Ettmüller *41*. p. 121; Rossbach *385*. p. 12), oder des Oesophagus (Rhodius *391*.; Fr. Plazzonius cit. *387*. p. 15), oder beider zugleich (Haller *115*. p. 295). Alle diese Befunde, ebenso wie die Verdünnung der Magenwand (Nesse Hill *392*. cit. *393*. p. 426), das Carcinom des Pförtners (Ducasse *396*. III., *397*. 1835. Nr. 136., *188*. X. p. 307., *231*. 1836. Bd. 47. p. 95), der Scirrhus des Pankreas (J. P. Frank *394*. p. 352) sind als rein zufällig zu betrachten, und es ist gewiss beim Menschen nicht, wie bei Thieren, eine besondere Beschaffenheit des Magens Bedingung des Wiederkauens (Schneider *395*. XII. 2. 1846. H. 2., *214*. 1846. III. p. 254).

Die Möglichkeit eines Zusammenhangs mit der Rumination scheint nur für das Antrum cardiacum nachgewiesen zu sein. Man fand dasselbe als kleine, oben und unten durch engere Stellen abgegrenzte Aussackung im unteren Theil des Oesophagus, theils über dem Zwerchfell,[1] theils unter demselben gelegen.[2] Der in zwei Fällen zugleich gefundenen Verstärkung des Accessorius Willisii möchte ein besonderer Werth wohl nicht beizulegen sein.

Jedenfalls findet sich das Antrum keineswegs selten,[3] sondern im Gegentheil recht häufig und auch gewiss in vielen Fällen, in denen nie Rumination bestanden hat; durch Aufblasen und Trocknen lässt es sich bei einer ziemlichen Zahl

---

[1] Arnold *388*. p. 205. — [2] Luschka *233*. 1857. XI. p. 429. — [3] Wie Hyrtl *120*. p. 611 meint.

von Mägen zur Anschauung bringen.[1] Es ist desshalb nicht wahrscheinlich, dass das Antrum oder andere anatomische und irreparable Veränderungen am Magen in allen den Fällen fehlten, in denen die Rumination intra vitam geheilt wurde.[2] Dass sich die Entstehung des Antrum aus der Art des Durchtritts der Speisen durch die Cardia, wobei der untere Theil des Oesophagus eine Art Vorhof bilden soll, erklären lässt,[3] ist möglich, doch nicht erwiesen.

Durch Geschwürsnarben können jedenfalls Gestaltsveränderungen des Cardiatheils gesetzt werden, die mehr oder weniger grosse Aehnlichkeit mit einem Antrum cardiacum haben. Es ist wohl wahrscheinlich, bis jetzt aber keineswegs zu beweisen, dass eventuell infolge einer solchen Verbildung der Theile sich einmal Rumination entwickelt.

Vielleicht könnte der von Roubieu (*398.* 1807. IX. p. 285., *399.* 1807. XIII. p. 361) mitgetheilte Fall in dieser Weise erklärt werden. Der Patient hatte neun Jahre vorher einen Stoss auf den Bauch erhalten und danach Blut erbrochen; auch später litt er an andauerndem Schmerz und häufigem Erbrechen und endlich trat die Rumination hinzu.

3. Aetiologie der Rumination.

Es sind fast alle Autoren darüber einig, dass die Rumination recht selten ist.[4] In der That aber scheint sie viel häufiger zu sein, als man gewöhnlich glaubt. Gewiss sind eine sehr grosse Zahl von Fällen unbeobachtet und unbeschrieben geblieben, und es gibt wahrscheinlich viele Ruminanten, bei denen das Leiden in so ausreichender Weise durch den Willen beherrscht und unterdrückt werden kann, dass die Umgebung auch nicht das geringste davon merkt.

---

[1] Es wurden fünf beliebig gewählte Mägen von Personen, deren Verdauung zu Lebzeiten normal gewesen, auf dem Strassburger anatomischen Institut zur Demonstration der Magenmusculatur für Herrn Professor Kussmaul präparirt und es hat sich bei zweien von ihnen ein ausgebildetes Antrum gefunden. — [2] Vergl. Dumur *386.* p. 37. — [3] W. Zenker *486.* XXVI. 1869. p. 172. — [4] Dumur *386.* p. 38. „assez rare"; Hyrtl *120.* p. 611. „curiosum rarissimum".

Ich glaube einen meiner intimsten Freunde, einen Candidaten der Medicin, als lebendigen Beleg dafür anführen zu dürfen. Ich werde auf dessen eigene Beobachtungen unten noch ausführlicher zurückkommen und will hier nur erwähnen, dass derselbe fünfzehn Jahre lang ruminirte, und doch das Leiden ausschliesslich sein Geheimniss blieb, bis er sich schliesslich mir anvertraute.

Es ist desshalb nicht auffällig, dass die meisten Aerzte nie Gelegenheit hatten, einen Ruminanten zu beobachten,[1] dass kein Autor mehr wie vier oder fünf Fälle mitgetheilt hat.[2]

Die bedeutende Mehrzahl der Beobachtungen betrifft Männer; bei Weibern scheint das Leiden viel seltener zu sein.[3]

Die Rumination entsteht meistens in der Jugend, vor vollendetem zwanzigstem Lebensjahr. In einer grossen Zahl von Fällen geht ihr Anfang soweit in die Kindheit zurück, dass sich die Patienten gar nicht daran erinnern können. Sie dauert mehr oder weniger lange und wird mitunter geheilt.[4] Meistens dauert sie bis zum Tode und die Patienten erreichen oft mit ihrem Leiden ein sehr hohes Alter.[5]

Eine Erblichkeit der Rumination oder auch nur eine erbliche Disposition[6] ist bis jetzt keineswegs nachgewiesen. In der That sind sehr wenige Fälle beobachtet, in denen Vater und Sohn an Rumination litten.[7] Ich bin überzeugt, dass hier höchstens der Nachahmungstrieb von einem gewissen Einfluss gewesen sein kann. Uebrigens litten einmal (Rossier) Vater und Sohn an Epilepsie und es ist fraglich, ob nicht

---

[1] Morgagni und Valsava *400*. cit. *166*. XXXII. p. 528. — [2] Blumenbach *401*. p. 137., *402*. 1813. Nr. 168; Pellis cit. *386*. p. 39. — [3] Peyer *381*. p. 69; Jos. Frank *393*. p. 426; Schmidtmann *403*. p. 182; Hempel *390*. p. 22; Pellis und Dumur *386*. p. 39; Friedreich in *404*. p. 36; Marsh *348*. 1843. Juli. — [4] Schmidtmann *403*. p. 182; Windthier cit. *405*. p. 633; Percy *166*. XXXII. p. 534. — [5] Ducasse *396*. III., *397*. 1835. Nr. 136., *188*. X. p. 307., *231*. 1836. Bd. 47. p. 95: 70 Jahre; Vincent *228*. XXXVII. 1853. p. 31: 83 Jahre. — [6] Peyer *381*.; Bentschneider *387*; R. A. Vogel *406*. p. 535. — [7] Horstius *407*. p. 245; Faber *405*. p. 633; Rossier *408*. 1861., *214*. 1861. III. p. 279.

diese von einer gewissen Einwirkung auf die Entstehung des Leidens gewesen ist. Ein Zusammentreffen der Rumination mit anderen Neurosen, Hypochondrie [1] und Hysterie [2] ist nicht ganz selten. Doch erklärt Lebert [3] den Einfluss der Hypochondrie und Hysterie für zweifelhaft.

Ferner scheinen Geistesschwache, Idioten und andere Geisteskranke eine besondere Disposition zu haben. Wenigstens geben sie unter den mitgetheilten Beobachtungen einen verhältnissmässig hohen Procentsatz ab.[4]

Während der Einfluss des Geschlechtslebens auf den Magen im allgemeinen ganz unzweifelhaft ist, möchte doch die Frage, ob und in welcher Weise die Rumination dadurch beeinflusst wird, kaum zu entscheiden sein.

Sehr auffallend ist allerdings, dass von Tarbes (*413.*) und Ducasse (l. c.) je eine Beobachtung mitgetheilt wurde, wo nach der Verehelichung die Patienten in wenig Tagen von ihrem Leiden geheilt wurden.

Jos. Frank (*393.* p. 426) brachte in seinem Falle die Rumination mit der gleichzeitig bestandenen Onanie in Zusammenhang. Da eine grosse Zahl von Onanisten der genauen ärztlichen Beobachtung zugänglich wird und da trotzdem in keinem anderen Falle von Rumination ein solcher Zusammenhang constatirt wurde, so ist derselbe wohl überhaupt als mindestens sehr zweifelhaft zu bezeichnen.

Etwas sicherer sind unsere Kenntnisse über die näheren und directen Ursachen der Rumination. Es gibt keine zwingenden Gründe für die Annahme, dass organische Fehler, eine Verengerung oder Verstopfung des Pförtners etc.,[5] die Stagnation der sauren Säfte des Magens,[6] eine erhöhte Reizbarkeit des ganzen Nervensystems oder speciell des Magens,[7] eine grössere Energie der Muskelfasern,[8] das ruhige Verhalten

---

[1] J. P. Frank *394.* p. 352; Berner *409.*; Jos. Frank *393.* p. 426; Percy *166.* XXXII. p. 534. — [2] Friedreich in *404.* p. 36; Marsh *348.* 1843. Juli; Rasori *410.* — [3] *315.* p. 165. — [4] Peyer *381.*; S. G. Vogel *411.* p. 91., *412.* T. VI. cap. 7; E. Home *223.* 1807. p. 174; Arnold *388.* p. 205; Pellis und Dumur *386.* p. 16. 41. — [5] Bosquillon *328.* III. p. 181; Ducasse l. c.; Heiling *404.* p. 38. — [6] Bentschneider *387.* p. 19. — [7] Heiling *404.* p. 36. 37; Cambay *384.* p. 8. — [8] Cambay ibid.

oder die Bewegung gleich nach der Mahlzeit[1] von einem speciellen Einfluss auf die Entstehung der Rumination sind. Ebensowenig ist derselbe für mechanische und chemische Reize,[2] für eine Idiosynkrasie für Speisen[3] von verschiedener Consistenz und Temperatur,[4] für die Gegenwart von Spulwürmern im Magen[5] irgendwie nachzuweisen. Es gibt überhaupt keine nothwendigen unmittelbaren Ursachen, sondern nur solche, welche bei bestehender Prädisposition die Entwicklung begünstigen. Und hier sind vor allem die gewohnheitsmässige Einfuhr grosser Mengen von Nahrung auf einmal, ungenügendes Kauen und zu schnelles Essen zu erwähnen.[6]

Aus einer Gewohnheit, willkürlich zu regurgitiren, kann sich schliesslich unwillkürliche und habituelle Regurgitation und dann auch Rumination entwickeln.[7]

Dass die Anwendung eines directen Druckes auf die Magengegend die Rumination begünstigt,[8] ist ebenso unzweifelhaft, wie dass dieselbe durch Anwendung der Bauchpresse meist willkürlich befördert werden kann.

Was meinen jungen Freund angeht, so glaubt er mit einiger Sicherheit den Beginn seines Leidens in sein 10tes bis 12tes Lebensjahr zurück datiren zu können. Er ist überzeugt, dass seine Gewohnheit, oft beträchtliche Quantitäten verschiedener Obstarten dem Magen zuzuführen, von einem bedeutenden Einfluss gewesen ist. Besonders pflegte er Aepfel, Birnen, Steinobst und Trauben stets mit der Schale zu geniessen. Daraus hatte sich allmälig sein Leiden immer vollkommener entwickelt. Er ruminirte nach jeder Mahlzeit ohne Unterschied, meistens immer nur die festen und nicht genügend zerkauten Brocken, sowie die unverdaulichen Stoffe, Schalen etc., und von anderen Speisen besonders oft Salat, seltner durch Kochen zubereitete Blattgemüse. Er pflegte die letzteren nicht oder nur schwer verdaulichen

---

[1] Cambay ibid.; S. G. Vogel *411.* p. 91., *412.* cap. VII.; Heiling *404.* p. 13; Buxton *427.* — [2] Heiling *404.* p. 38. — [3] Heiling ibid.; Cambay *384.* p. 8. — [4] Dumur *386.* p. 42—44; Harpe cit. *386.* p. 46. 47; Schmidtmann *403.* p. 182. — [5] Herz *416.* p. 9; vergl. Dumur *386.* p. 46. — [6] Burgoverus *414.*; Horstius *415.* obs. IX. p. 172; J. P. Frank *394.* p. 357; Heiling *404.* p. 37; Cambay *384.* p. 8; Hempel *390.* p. 20; Dumur *386.* p. 42. 43. 47. — [7] Dumur *386.* p. 46. — [8] Sauvages cit. *386.* p. 45; Eschke *197.* XXXI. 1810. August. p. 7; Cambay *384.* p. 8.

Stoffe, soweit es die Umstände erlaubten, auszuwerfen, und hat sich schliesslich, da ihm das unangenehm wurde, möglichst von denselben enthalten. Alles andere wurde zum zweiten Mal gekaut und verschluckt, um andere Theile aus dem Magen aufsteigen zu lassen. Ein wiederholtes Aufsteigen derselben Speise will er nur selten beobachtet haben. Die Rumination begann oft sofort, meist etwa 15 bis 30 Minuten nach der Mahlzeit und dauerte verschieden lang, war gewöhnlich nur in den ersten zwei Stunden stark. Mitunter begann sie erst nach mehreren, vier bis fünf Stunden. Im letzteren Fall waren die Speisen meist übelschmeckend, und das Leiden, welches dem jungen Manne sonst, wie allen echten Ruminanten, das Gefühl eines gewissen Wohlbehagens gab, wurde unangenehm und lästig. Doch fehlte auch dann jede Spur von Nausea. Durch angestrengtes Studiren, durch Sitzen in vorn übergebeugter und etwas gekrümmter Haltung wurde die Rumination befördert. Sie soll im allgemeinen ohne den Einfluss des Willens und ohne bewusste Thätigkeit willkürlicher Muskeln vor sich gegangen sein. Stets aber konnte sie willkürlich durch leichte Action von Zwerchfell und Bauchmuskeln befördert werden. Umgekehrt aber war mein Freund im Stande, sie willkürlich zu unterdrücken; diesem Umstand ist es wohl zu danken, dass das Leiden seiner Umgebung so lange verborgen blieb. Durch das jedesmalige Unterdrücken wurde ihm angeblich höchstens ein leichtes Gefühl von Druck, nie aber Schmerz in der Magengegend verursacht.

In den letzten Jahren hatte der Gedanke an das Leiden meinen Freund moralisch immer unangenehmer berührt, und schliesslich, als ich ihm von dieser Arbeit erzählte, vertraute er sich mir an. Ich entschloss mich sofort, eine Heilung zu versuchen, was mir bei der Bereitwilligkeit des Patienten, der meinen Rathschlägen genau und mit grosser Energie nachkam, in kurzer Zeit, und wie es scheint dauernd, gelungen ist. Er hat in seiner Lebensweise nichts geändert und nur die Speisen vielleicht etwas sorgfältiger gekaut. Statt aber wie vorher dem Hang zum Ruminiren nachzugeben, unterdrückte er dasselbe willkürlich und consequent nach jeder Mahlzeit. Anfangs wurde ihm das nicht leicht; er hatte Mühe seine Aufmerksamkeit zu fixiren und dann auch der Versuchung zu widerstehen. Er ruminirte täglich noch nach einer Mahlzeit, gewöhnlich aber nur einen Bissen. In den nächsten Wochen that er es nur noch hie und da einmal. Dann aber ist er etwa seit Juli 1880 geheilt geblieben und hat nie mehr ruminirt. Er behielt für die nächsten Monate eine gewisse Neigung zu Regurgitationen, die nach reichlichen Mahlzeiten mitunter eintraten. Dieselben unterschieden sich aber schon dadurch wesentlich von dem früheren Leiden, dass sie durch körperliche Bewegung befördert wurden und nie beim Sitzen auftraten. Seit dem Anfang des Jahres 1881 scheinen auch diese dauernd geschwunden zu sein.

Durch die Güte des Herrn Geheimrath Kussmaul hatte ich vor kurzem Gelegenheit eine junge Dame zu sehen, die an jener Abart des Merycismus litt, wobei die Speisen nicht constant wieder gekaut und verschluckt, sondern meist ausgeworfen werden. Die Patientin gab an, dass sie früher stets hastig und ohne genügend zu kauen, und bei sehr gutem Appetit auch grössere Mengen Nahrung genommen habe. Das Leiden selbst aber sei angeblich infolge einer Erkältung plötzlich vor etwa fünf Jahren entstanden. Es sei zunächst eine längere Zeit hindurch bestehende Diarrhœ vorausgegangen, während die Patientin zugleich an häufigem ranzigem Aufstossen und Sodbrennen litt. Dann habe sich nach jeder Mahlzeit ohne Nausea ein unmerkliches und unwillkürliches Zurücksteigen der Speisen eingestellt, das nach einer halben bis einer Stunde beginnend, gewöhnlich fünf bis sieben Stunden lang gewährt habe. Die Speisen sollen stets einen angenehmen Geschmack gehabt haben. Fette Speisen, Salat, Gurken, eingemachtes Obst, Nüsse wurden mit Vorliebe ruminirt. Ein wiederholtes Aufsteigen derselben Portion wurde nur beim Salat mit Sicherheit beobachtet. Das Leiden äusserte sich stärker bei sitzender und vornüber gebeugter Körperhaltung, z. B. beim Nähen und Stricken, schwächer beim Gehen und anderen Körperbewegungen. Gegen Druck auf die Magengegend, festes Schnüren, war Patientin sehr empfindlich, und sie hatte dabei das Gefühl der Beklemmung, während zugleich die Rumination begünstigt wurde. Das Aufsteigen der Speisen selbst durch den Willenseinfluss zu befördern oder zu hemmen hatte Patientin nie versucht. Da sie nie zum zweiten Mal kaute, sondern die Speisen gewöhnlich alle auswarf, oder — wenn sie in Gesellschaft war — sofort wieder verschluckte, so stellten sich mit der Zeit weitere Verdauungsstörungen ein. Der früher ausgezeichnete Appetit nahm ab, der Stuhl war stets retinirt, es kam nur ein kleiner Theil der Nahrung dem Körper zu Gute und so wurde die Patientin blass und magerte ab. Nachdem sie mehrere Aerzte ohne Erfolg consultirt hatte, wandte sie sich hierher an Herrn Geheimerath Kussmaul, welcher ihr die Faradisation der Cardia in Aussicht stellte, zunächst aber nur das willkürliche Unterdrücken des Leidens anrieth.

Mit grosser Energie ist die Dame diesem Rathe nachgekommen und sah sich mit bestem Erfolge belohnt: die Speisen stiegen in den ersten Wochen nur selten mehr auf, wenn sie unachtsam war. Sechs Wochen nach Beginn der Cur war der Merycismus als geheilt zu betrachten; Patientin hatte nur noch häufige Ructus. Auch der Appetit besserte sich sehr, als man einige Zeit hindurch von der Magenwaschung Gebrauch gemacht hatte.

4. Natur und Wesen der Rumination.

Wir verstehen unter Rumination das gewohnheitsmässige Regurgitiren, ohne merkliche Anstrengung, ohne Nausea, mit

nachfolgendem wiederholtem Kauen und Verschlucken der Speisen.

Mehrere Autoren stellten die Rumination in Parallele mit dem Erbrechen (Ettmüller *41.* p. 121; Peyer *381.* p. 224; Boissier de Sauvages *417.* p. 339; Eberle *126.* p. 171; Bentschneider *387.* p. 9; Brugnose *418.* cit. *404.* p. 24; Selle *419.* p. 455). Magendie (*168.* p. 303) und Dumur (*386.* p. 46), identificirten sie mit der habituellen Eructation, respective habituellen und unwillkürlichen Regurgitation. Farquarsond (*424.* p. 560), Hempel (*390.* p. 27), Berg (*423.*, *181.* 1871. p. 263., *214.* 1871. II. p. 144) und Niemeyer-Seitz (*324.* I. p. 522) unterschieden die Rumination nicht stricte von der Regurgitation von Speisen aus Oesophagusdivertikeln.

Der Ansicht, dass das wiederholte Kauen und Wiederverschlucken nicht zu den charakterischen Phänomenen gehören, dass beide Akte, weil ganz willkürlich, oft fehlen und nicht zu den Symptomen eines krankhaften Zustandes gezählt werden können (Dumur *386.* p. 9; Flinzer *188.* Bd. 109. p. 130), glaube ich nicht zustimmen zu können. Beide Phänomene sind mit dem Begriff, welchen wir mit dem Ausdruck Rumination verbinden, eng verknüpft und bilden ganz wesentliche Symptome (Fabricius ab Aquapendente *21.* p. 130; Peyer *381.*; Haller *115.* p. 281; Jos. Frank *393.* p. 426).

Die Rumination ist desshalb auch nicht mit den habituellen Regurgitationen zu identificiren. Doch können die habituellen Eructationen und besonders die habituellen Regurgitationen und die Rumination wohl als Abstufungen desselben Leidens aufgefasst werden. Jedenfalls ist eine abnorm geringe Widerstandsfähigkeit der Cardia für alle drei disponirend.

Thiere ruminiren nur feste Substanzen, ruminiren diese sämmtlich und alles nur einmal. Der Mensch ruminirt die Nahrung bald vollständig, bald nur zum Theil, bald mehrmals dieselbe Portion, ohne Rücksicht auf die Consistenz. Während bei Thieren die Rumination nur bei ruhendem Körper eintritt, wird sie beim Menschen oft durch allgemeine Körperbewegungen befördert (Heiling *404.* p. 13; Dumur *386.* p. 53).

Der weitere Einwurf Dumur's, dass die Rumination bei Thieren im Ganzen weniger dem Willen unterstellt ist, wie beim Menschen, ist ohne Bedeutung; es ist selbstverständlich, dass der Mensch mit seinem durch den Verstand beherrschten Willen mehr ausrichtet, als das Thier mit seinem Instinct. Auch beim Menschen variirt der Grad des Willenseinflusses sehr.

Der durchgreifendste Unterschied ist aber der, dass die Rumination bei Thieren durchaus physiologisch ist, dass deren Verdauungsorgane primär mit Rücksicht auf dieselbe gebildet sind, während die menschliche Rumination als ein vollständig anomaler und pathologischer Zustand, als eine eigentliche Krankheit aufzufassen ist, bei der ein wahrscheinlich meist erworbener und pathologischer Zustand der Cardia besteht (Sennertus *19.* p. 396; J. P. Frank *394.* p. 353; Heiling *404.* p. 7; Dumur *386.* p. 53). Sie ist keineswegs ein Rückschritt des menschlichen Organismus zum thierischen Typus (Dumur ibid.). Sie ist nicht ein Symptom oder gar eine Form der Dyspepsie (Bayard *352.* p. 121; Ullersperger *192.* XIV. 1867. p. 96), kann aber zur Dyspepsie führen.

Viele Ruminatoren lebten lange Jahre ohne auch nur die geringsten weiteren Störungen zu erfahren. Dies waren, wie mir scheint, immer diejenigen, welche wie Cambay und mein oben erwähnter Freund der eigentlichen Rumination unterworfen waren, und die Speisen nach sorgfältigem Kauen zum zweiten Mal verschluckten. Dadurch wird dem Magen nichts von der Nahrung entzogen und ihm nur seine Arbeit erleichtert. Diejenigen Patienten aber, welche die aufgestiegenen Speisen auswarfen oder sie unzerkaut wieder verschluckten, mussten nothwendig weitere Verdauungsstörungen acquiriren. — Der beste Beweis hierfür wird durch die von Vincent (*228.* XXXVII. 1853. p. 31) mitgetheilte Beobachtung geliefert. Der Patient war durch das Leiden nach zehnjähriger Dauer desselben ganz marastisch geworden; als er dann sich gewöhnte, die Speisen von neuem zu kauen und so dem Magen wieder zuzuführen, erholte er sich und erreichte ein Alter von 83 Jahren.

Ueber den Einfluss des Willens auf die Rumination ist viel hin und her gestritten worden. Jedenfalls ist jetzt vollkommen sicher constatirt, dass bei der eigentlichen Rumination der Wille einen fast absoluten Einfluss ausüben kann. Man vergleiche übrigens die verschiedenen Ansichten der Autoren und entsprechende Fälle hierüber bei Ettmüller (*41.* p. 121), Glisson (cit. *35.* p. 46), Burgoverus (ibid.), Aemilianus (ibid.), Bonetus (ibid.), Haller (*115.* p. 295), Bentschneider (*387.* p. 10), Bosquillon (*328.* III. p. 181), Blumenbach (*401.* p. 137), Heiling (*404.* p. 8. 13—16), Cambay (*384.* p. 7), Squires *420.* 1834. März., *188.* Bd. 5. p. 176), Burdach (*176.* p. 190), Schneider (*395.* XII. H. 2. 1846., *214.* 1846. III. p. 254), Romberg (*296.* p. 465), Hempel (*390.* p. 16. 33—35), Rossbach (*385.* p. 5), Colin (*212.* p. 631).

5. Die bei der Rumination am Magen stattfindenden Bewegungsvorgänge.

Wesentlich scheint für die Rumination ein gewisser Grad von Schlaffheit oder Lähmung der Cardia zu sein, wodurch die letztere weniger widerstandsfähig wird, dem Drucke leichter nachgibt.[1]

[1] Bentschneider *387.* p. 21; vergl. Heiling *404.* p. 37.

Diese Anschauung ist neuerdings von Dumur (*386.*) wieder aufgenommen und ganz in den Vordergrund gestellt worden. Dumur behauptet: 1. die Rumination ist eine Neurose, eine Innervationsstörung; 2. sie ist eine verschieden hochgradige Lähmung der Muskelfasern des untersten Endes des Oesophagus, wodurch die periodische Contraction dieses Theils vermindert wird.

Eine antiperistaltische Bewegung des Magens (C. Mohr *157.* p. 35; J. P. Frank *394.* p. 359; Bégin *166.* T. 58. p. 336; Percy und Laurent *166.* Bd. 32. p. 538; Darwin *421.*; Henle *219.* p. 224; Gregory *422.*), eine vorwiegende Betheiligung der grossen Curvatur (Bentschneider *387.* p. 19; Cambay *384.* p. 10. 11), ein Verschluss des Pförtners (Heiling *404.* p. 35; Cullen und Bosquillon *328.* III. p. 181), eine antiperistaltische Bewegung des Oesophagus (Romberg *296.* I. p. 465; Hempel *390.* p. 28; Berg *423.*, *181.* 1871. p. 264., *214.* 1871. II. p. 144), eine Beihülfe des Zwerchfells und der Bauchmuskeln (Glisson *56.* p. 144; Peyer *381.* p. 177) kommen vielleicht bei der Rumination vor, sind aber für dieselbe nicht characteristisch und unterscheiden sie nicht von Erbrechen, Regurgitation u. a.

Man muss zugeben, dass durch die Annahme einer Paralyse der Cardia, einer Abschwächung der den Verschluss bewirkenden Zusammenziehungen im unteren Theil des Oesophagus die sämmtlichen Erscheinungen der Rumination leicht und einfach erklärt werden, was durch keine andere Theorie möglich ist. Auch der Umstand, dass viele Ruminatoren das Leiden ganz willkürlich unterdrücken können, widerspricht dieser Theorie nicht. Man muss für diese Fälle nur eine leichte Verminderung des Tonus voraussetzen und annehmen, dass dieselbe mitunter durch lange Jahre hindurch unverändert selbst bei sehr ausgeprägten Fällen von Rumination bestehen kann. Sie muss so gering sein, dass eine relativ kräftige Zusammenziehung des Zwerchfells und der Bauchmuskeln genügt, um die Speise nach oben durchtreten zu lassen. —

Ich glaube, dass in solchen Fällen noch ein anderes Moment für die willkürliche Unterdrückung des Leidens von grosser Bedeutung ist. Ich meine, dass durch willkürliche Schluckbewegungen erregte peristaltische Zusammenziehungen der Speiseröhre im Stande sein werden, der Kraft, welche die Speise von unten nach oben treibt, das Gleichgewicht zu halten. Meinem oben erwähnten jungen Freunde haben solche Schluckbewegungen im Anfang seiner Cur jedenfalls vorzügliche Dienste geleistet; er gab an, das Gefühl gehabt zu haben, als wenn er dadurch die schon in den Oesophagus hinauf getretene Nahrung sofort wieder in den Magen zurückgetrieben hätte.

Eine Besprechung der Prognose und Therapie der Rumination sowie eine ausführliche Darstellung der Symptomatologie gehört nicht in den Rahmen dieser Arbeit. Auch hat Dumur alles Wünschenswerthe in seiner Dissertation zusammengestellt. Dagegen will ich hier noch die bis dahin nicht citirte Literatur über die Rumination anfügen: Ludovicus *33*. Dec. I. Ann. IX. X. 1678. 1679. obs. 160. p. 353; Slare *223*. 1691. p. 525; Morgenbesser *113*. I. p. 249; Mazard de Carele *245*. I. p. 5; Filhol *398*. XXV. p. 356; Hecker *426*. p. 556; Riche *398*. 1828. April., *251*. 1828. T. 17. p. 266; Ratier *231*. 1834. Bd. 39. Nr. 4. p. 58., *467*.; Elliotson *231*. 1835. Bd. 45. p. 337; Zeppenfeld *237*. 1835. Nr. 38; Wilson *215*. 1840., *188*. Splb. III. p. 109; Valentin *136*. I. p. 254. 263; Canstatt *346*. IV. p. 479; Fürstenberg *233*. Bd. 29. p. 151; Richter *425*. p. 67; Bamberger *389*. p. 155; Th. Clemens *320*. 1857. p. 500; Brinton *469*. Vol. V. Splb. p. 319; Leubuscher *479*. p. 433; Henoch *376*. 1863. p. 421; Hartmann *505*. p. 326; Longet *130*. I. p. 156; Pavy *493*. p. 109; Beaunis *475*. p. 629; Lebert *251*. 1877. sechste Serie T. 29. p. 563. 564., *315*. p. 6. 149. 164. 165; S. Mayer *489*. Bd. V. Th. II p. 433; Lesshaft *233*. Bd. 87. p. 82. — Ferner die Nummern *428*. bis *459*.: Salmuth, Velschius, Carl, de Gorter, Unzer, Isenflamm, Darwin, Cullen, Goldhagen, Bretschneider, Pipelet, Meyer, Sömmering, Gaub, Starke, Wichmann, Hegewisch, J. P. Frank, Schmalz, Conradi, Palm, Barth, Heymann, Marshall Hall, Nasse, Hosemannus, Pierres, Hirzel, Bischoff, Bérard, Carstenn, Reiffer und die Nummern *517*. bis *523*. Pernietti, Valmont de Bomare, Hildenbrand, Gintrac, Copland, Milne Edwards und Armaingaud.

Literaturverzeichniss.

1. A. C. Celsus, de medicina libri, Edit. Teubn. Lipsiæ.
2. Cicero, de natura deorum. lib. II. cap. 54.
3. Galeni opera omnia, edidit Kühn, Leipzig.
4. Dionysius Aegeus in Photii Bibliotheka cod. 4°. Nr. 185. 211.
5. Avicenna, libri in re medica. Venet. fol. 1564.
6. J. Fernelius, universa medicina. Lugd. fol. 1578.
7. B. Gordonius, opus, Lilium medicinæ. Lugd. 1574.
8. Galeatius, opus medicinæ practicæ. Haganvæ. 1533.
9. G. Fallopia, observationes anatomicæ. Coloniæ. 1562.
10. Vesalius, de corporis humani fabrica. lib. V. Basileæ.
11. H Cardanus, opera omnia. Lugd. 10 Vol. fol. 1663.
12. H. Cardanus, Comment. in Hippocratis Prognostica. Basileæ.
13. Const. Varolius, Anatomia sive de resolutione corporis humani libri. Francof. 1591. lib. III. cap. I.
14. Fr. Fagelius, de ventriculi natura theses. Basileæ. 4°. 1578.
15. Jo. Heurnius, de morbis ventriculi. Leidæ. 4°. 1608.
16. J. Riolanus, opera omnia. Parisiis. fol. 1610.
17. Jo. Gorraeus, definitiones medicæ. Francof. 1601.
18. J. Schenk, observationes medicæ raræ. Francof. 1600 T. I.
19. D. Sennertus, opera. Lugd. 1676.
20. Duncan Liddelius, Ars medica. 12°. Hamburg. 1628.
21. Hieronymus Fabricius ab Aquapendente, tractatus de gula, ventriculo et intestinis. Patavii. 4°. 1618.
22. Caspar Hoffmannus, Institutiones medicæ. Lugd. 4°. 1645.
23. C. Bauhinus, Theatrum anatomicum. Francof. 1605.
24. J. B. v. Helmont, ortus medicinæ, id est initia physicæ inaudita. Amstel. 4°. 1652.
25. Riolanus, Enchirid. anatom. et pathol. 1657. lib. II.
26. L. Riverius, opera medica omnia. Venet. fol. 1735.
27. G. Moebius, Fundamenta medicinæ physiologica. Francof. et Lips. 4°. 1678.
28. G. Moebius, Epitome institutionum medicarum. Jenæ. 4°. 1663.
29. Th. Willis, Pharmaceutica rationalis. Hagæ. 16°. 1675.

30. Th. Willis, Medic. doct. opera omnia. Amstel. 1682. De medicamentorum operationibus.
31. Th. Bartholinus, Anatome. Lugd. Bat. 1673.
32. Paulus Ammanus, Paræpesis ad discentes circa institut. medic. 16°. Rudolstadii. 1673.
33. Miscellanea curiosa sive Ephemeridum medico-physicarum germanicarum Academiæ naturæ curiosorum.
34. Th. Bonetus, medicinæ septentrionalis collatitia. Genevæ. fol. 1685. lib. III. sect. V.
35. Th. Bonetus, sepulchretum sive Anatomia practica. T. II. Lugd. 1700.
36. J. C. Peyerus, Parerga anatomica, Amstel. 1682. Exercit. II. de gland. intestin.
37. J. C. Peyerus, Exercitatio I. de glandulis intestinorum Amstel. 1681.
38. Duncan, Explication nouvelle des actions animales. Paris. 1678.
39. Duncan, la chymie naturelle. Paris. 1682.
40. Mich. Ettmüller, opera med. theoret. pract. Francof. 1697. fol. T. I. Vol. I. Institutiones medicæ.
41. Mich. Ettmüller, opera omnia. Francof. fol. 1688.
42. Sib. Hemsterbuis, Messis aurea anatomica. Heidelb. 12°. 1659.
43. Nath. Highmorus, corporis humani disquisitio anatomica. Hage. fol. 1651.
44. Nath. Highmorus, Exercitatio de affectione hypochondriaca. Jenæ. 16°. 1677.
45. M. Fr. Geuderus, Diatriba de fermentis. Amstel. 12°. 1689.
46. Waldschmid, opera medica practica. Francof. 1707. T. II. Disputat. medic.
47. Lamy, discours anatomiques. Paris. 1685.
48. G. W. Wedelius, Physiologia reformata. Jenæ. 1688.
49. J. Viridet, Tractat. medico-physicus de prima coctione. Genevæ. 1691.
50. Henr. Regius, Fundamenta physices. Amstel. 4°. 1646.
51. Henr. Regius, Fundamenta medica. Ultrajecti. 4°. 1647.
52. J. Pecquetus, Experimenta nova anatomica. Amstel. 1700.
53. Jo. Varandaeus, Opera omnia. Lugd. fol. 1658.
54. M. H. Zollikofer, de ventriculo. Diss. Argentor. 4°. 1660.
55. B. Swalwe, Querelæ et opprobria ventriculi. Amstel. 16°. 1664.
56. Fr. Glissonius, Tractat. de ventriculo et intestinis. Amstel. 16°. 1677.
57. Horlacher, de naturali ventriculi functione. Diss. Erford. 4°. 1689.
58. J. J. Wepfer, historia cicutæ aquaticæ. Basil. 4°. 1679.
59. Acta Eruditorum Lipsiæ.
60. Histoires et Mémoires de l'academie royale des sciences. Paris.

61. Petrus Schwendi Ebelingius, de cruditate ventriculi. Diss. Hafniæ. 4⁰. 1685.
62. J. S. Reinhard, Diss. de vomitu. Lipsiæ. 1688.
63. J. Fantonus, Dissertationes anatomicæ. Taurini. 1745. Diss. III. de gula et ventriculo.
64. Th. Kerkringius, opera omnia anatomica. Lugd. Bat. 4⁰. 1729.
65. J. Bohnius, Circulus anatomico-physiologicus. Lipsiæ. 1686.
66. Jo. Bekesteyn, de Dyspepsia. Diss. 4⁰. Traject. ad Rhenum. 1692.
67. G. Chr. Wolff, de Dyspepsia. Diss. 4⁰. Jenæ. 1695.
68. Chr. Jo. Langius, opera omnia medica. fol. 3 Partes. Lipsiæ. 1704.
69. Chr. Fr. Richter, de Cardialgia. Diss. 4⁰. Jenæ. 1671.
70. Hanneken, de ventriculi per æstatem imbecillitate. Diss. Jenæ. 4⁰. 1702.
71. Ph. Verheyen, Anatomia corporis humani. Coloniæ. 1712.
72. Borelli, de motu animalium. Pars. II. cap. XVI. Lugd. Bat. 1685.
73. Fr. Redi, Esperienze intorno a diverse cose naturali. Firenze. 4⁰. 1686.
74. Pitcarnius, opera omnia medica. Lugd. Bat. 4⁰. 1737.
75. Ant. a Leeuwenhoek, opera omnia. 4 Vol. 4⁰. Lugd. Bat. 1722. T. I.
76. Hecquet, dispenses du carême.
77. Hecquet, de la digestion et des maladies de l'estomac. Paris. 12⁰. 1730.
78. J. M. Verdries, de actione ventriculi. Giessæ. 1721.
79. Antoni (præside Verdries) de actione ventriculi. Diss. Giessæ. 1712.
79a. Santorinus, observationes anatomicæ. Venetiis. 1724.
80. Mémoires de Trévoux. 1710.
81. Le Francois, reflexions critiques sur la médecine. Paris. 12⁰. 1723.
82. Breslauer Sammlung von Natur und Medicin etc. Geschichten.
83. Commercium literarium Noricum.
84. Raphael Davie, ventriculi actio juxta triturationis systema ventilatur. Argentor. 4⁰. 1730.
85. J. B. Morgagni, adversaria anatomica. Lugd. Bat. 4⁰. 1723.
86. H. Boerhaave, Institutiones medicæ. Lugd. Bat. 1760.
87. G. E. Stahl, Dissertationes medicæ. 4⁰. Halæ Magdeb. 1707. Dissert. inaug. de intestinis.
88. G. E. Stahl, Theoria medica vera. Halæ. 4⁰. 1708.
89. C. B. Behrens, Selecta diætetica. Francof. et Lipsiæ. 1710.
90. Martin Lister, Dissert. de humoribus. Amstel. 12⁰. 1711.

91. Martin Lister, conchylior. bivalvium exercitatio anatomica. London. 4⁰. 1696.

92. Duverney, œuvres anatomiques. Paris. 1761. T. II.

93. Chr. Fr. Rast, de Cardialgia. Diss. Regiomont. 4⁰. 1713.

94. Mich. Peaget, confertne ventriculi motus ad elaborationem chyli. Diss. Paris. 4⁰. 1714.

95. G. Baglivi, opera omnia. Antwerp. 1715. (Diss. de experim. anatom. pract.)

96. J. C. Brunn, glandulæ duodeni seu Pankreas secund. Francof. und Heidelb. 4⁰. 1715.

97. C. und P. Perrault, œuvres diverses de Physique et de Mécanique. Leidæ. 4⁰. 1721.

98. M. M. Müller, de Cardialgia. Diss. Basileæ. 4⁰. 1721.

99. H. Fr. Teichmeyer, institutiones medicinæ legalis. Jenæ. 4⁰. 1731.

100. H. T. Stock, de doloribus ventriculi. Diss. Helmstadii. 4⁰. 1724.

101. J. H. Kämpffer, de resolutione ciborum in ventriculo. Diss. Jenæ. 4⁰. 1719.

102. Marcus Rau, de vitiis humanæ machinæ ventriculum afficientibus. Diss. Tübingen. 4⁰. 1726.

103. Fr. Chr. Habicht (præs. Fr. Hoffmann), de dolore cardialgico. Diss. Halæ. 4⁰. 1731.

104. Fr. Ruysch, opera omnia anatom. medic. chirurg. Amstel. 1737.

105. Winslow, anatomie du corps humain. Paris. 1732.

106. L'anatomie d'Heister, avec des essais de physique. Paris. 12⁰. 1752.

107. Fr. Hoffmann, opera omnia physico-medica. Genevæ. 1761. 6 Vol. fol.

108. S. Chr. Walch, de colica ventriculi, vulgo vom Magenkrampf. Diss. Halæ. 4⁰. 1735.

109. Junker, conspectus theoreticus practicus, tabula de Cardialgia.

110. Spieckermann, de Cardialgia. Diss. Berlin. 1738.

111. G. de Rabours, an tritus chylosin juvet. Diss. Paris. 4⁰. 1737.

112. Leander Peaget, confertne ventriculi motus ad elabor. chyli. Diss. Paris. 4⁰. 1739.

113. Albrecht von Haller, disputationes anatomicæ.

114. H. Boerhaave, Prælectiones academicæ edid. Haller Taurin. 1742.

115. A. von Haller, Elementa physiologiæ. Bd. VI. Bernæ 4⁰. 1764.

116. A. von Haller, opera minora, Laussanæ. 4⁰. 1762. T. I.

117. A. von Haller, Dissert. de usu Diaphragmatis. Bernæ. 4⁰. 1733.

118. D. S. Seiller, de structura et actione ventriculi. Diss Basileæ. 4⁰. 1759.

119. Quain-Hoffmann, Lehrbuch der Anatomie. Erlangen. 1870. I.

120. J. Hyrtl, Lehrbuch der Anatomie des Menschen 13. Auflage. Wien. 1875.

121. G. H. Meyer, Lehrbuch der physiol. Anatomie des Menschen. Leipzig. 1856. II.

122. Fr. Hildebrandt, Handbuch der Anatomie. Herausgegeben von E. H. Weber. T. IV. 4. Aufl. 1832.

123. A. Protasow, de actione ventriculi in ingesta. Diss. Argentor. 4°. 1763.

124. A. Portal, Anatomie médicale. Paris. 1803. T. V.

125. Leuret und Lassaigne, Recherches physiques et chimiques pour servir à l'histoire de la digestion. Paris. 1825.

126. Eberle, Physiologie der Verdauung nach Versuchen. Würzburg. 1834.

127. J. Müller's Archiv für Anatomie und Physiologie.

128. S. Fenwick, on atrophy of the stomach and on the nervous affections of the digestive organs. London. 1880.

129. W. Brinton, die Krankheiten des Magens, übers. v. Bauer. Würzburg. 1862.

130. Longet, Traité de Physiologie. 1868—1869.

131. Schiff, Leçons sur la Physiologie de la digestion. Paris. 1868. T. II.

132. Comptes rendus et mémoires de la société de biologie. 6. Série II. 1875. p. 366 ff.

133. Gazette médicale de Paris.

134. Leven, Traité des maladies de l'estomac. Paris. 1879.

135. Cours de Vulpian, recueilli par Paulier. Paris. 1876.

136. G. Valentin, Lehrbuch der Physiologie des Menschen. 1844. T. I.

137. R. Wagner's Handwörterbuch der Physiologie. 1844—1853.

138. C. S. Kazawski, de primarum viarum debilitate. Diss. Lipsiæ. 4°. 1748.

139. Ch. L. Dumas, Principes de Physiologie. Paris. 2. Ed. 1806. T. I.

140. W. Beaumont, Neue Versuche und Beobachtungen über den Magensaft und die Physiologie der Verdauung. Uebers. Leipzig. 1834.

141. J. Budge, die Lehre vom Erbrechen. Bonn. 1840.

142. Prager Vierteljahrsschrift für practische Heilkunde.

143. C. Sprengel, institutiones medicæ. T. I. Amstel. 1609.

144. Vendelin Schüling, Sur la digestion. Diss. Strassburg. 4°. 1803.

145. A. v. Haller's Grundriss der Physiologie, bearb. v. H. M. von Leveling. 4. Aufl. T. I. Erlangen. 1822.

146. Adelon, Physiologie de l'homme. T. II. Paris. 1829.

147. Tr. A. Biener, de motu peristaltico ventriculi et intestinorum Diss. Witeb. 4°. 1781.

148. Richerand, Nouveaux éléments de Physiologie. 6. Ed. Paris. T. I. 1844.

149. Tiedemann und Gmelin, die Verdauung nach Versuchen. T. I. Heidelberg und Leipzig. 1826.
150. Deutsches Archiv für klinische Medicin von Ziemssen und Zenker.
151. Guil. Zuelzer, Nonnulla de ventriculi structura et functione. Diss. Vratisl. 8⁰. 1858.
152. G. van Swieten, Comment in H. Boerhaave Aphorismos. II. Paris. 4⁰. 1747.
153. J. de Gorter, Medicinæ compendium. Francof. 1749.
154. Fr. E. Deich, de adjumentis concoctionis alimentorum. Diss. Halæ. 4⁰. 1749.
155. J. H. Burcard, de actione ventriculi et ejus morbis. Diss. Basil. 4⁰. 1749.
156. Arnulph Chaupin, Theses ex anatomia et chirurgia. Paris. 4⁰. 1755.
157. Conr. Mohr, actio viscerum digestioni famulantium. Diss. 8⁰. 1789.
158. Batigne, Essai sur la digestion. Berlin. 1768.
159. A. Trembley, Mémoire pour servir à l'histoire des polypes. Leidæ. 4⁰. 1744.
160. A. J. Roesel, historia naturalis ranarum. Norimberg. fol. 1758.
161. J. A. Th. Sproegel, Experimenta circa varia venena. Diss. Götting. 1753.
162. John Hunter, Oeuvres complètes, traduit par Richelot. T. IV. Paris. 1843.
163. A. Portal, Mémoires sur la nature et le traitement de plusieurs maladies. Paris. 1800—1819.
164. Spallanzani, Versuche über das Verdauungsgeschäft, übers. v. Michaelis. Leipzig. 1785.
165. Grimaud, Cours complet de Physiologie. Paris. 1818.
166. Dictionnaire des Sciences médicales en 60 Volumes. Paris. 1812—1822.
167. Magendie, Grundriss der Physiologie, übers. v. Heusinger. 1820. T. II.
168. Magendie, Précis élémentaires. 5. Ed. Bruxelles. 1838.
169. Meissner und Schmidt, Encyclopædie der Wissenschaften. Art. Verdauung. XII. 1833.
170. P. W. Lund, Physiologische Resultate der Vivisectionen neuerer Zeit. Kopenhagen. 1825.
171. Abercrombie, Untersuchungen über die Krankheiten des Magens, übers. v. G. v. d. Busch. 1830.
172. G. Andral, Clinique médicale. Paris. 1834. T. II.
173. J. H. Becker, der Magen im gesunden und kranken Zustand. 1836. T. I.
174. Joh. Müller, Handbuch der Physiologie des Menschen. 3. Aufl. 1837—1840.

175. C. H. Schultz, de alimentorum concoctione experimenta nova. Berol. 1834.
176. K. Fr. Burdach, die Physiologie als Erfahrungswissenschaft. Bd. VI. Leipzig. 1840.
177. Longet, Anatomie et Physiologie du système nerveux. Paris. 1842.
178. R. Wagner, Lehrbuch der speciellen Physiologie. Leipzig. 1842.
179. Blondlot, Traité analytique de la digestion. Paris. 1843.
180. Haeser's Archiv für die gesammte Medicin. Jena.
181. Württembergisches medicinisches Correspondenzblatt.
182. J. van der Zee, Dissert. de vomitu. Lugd. Bat. 1713.
183. E. Hales, hæmastatiques, traduit par Sauvages. Genève. 1744.
184. J. H. Cassebohm, de pathematum ventriculi causis. Halæ. Diss. 4⁰. 1750.
185. Ignatius Didelon, de digestione. Diss 4⁰. 1757.
186. J. L. A. Fleischmann, de ventriculi sub cœlo frigido robore majore. Diss. Halæ. 4⁰. 1756.
187. Liverpool (medical) Journal. 1834. August.
188. Schmidt's Jahrbücher der gesammten Medicin.
189. Edingburgh medical and surgical Journal.
190. Guy's hospital reports.
191. J. N. Zengerle, Physiologie der Verdauung. Freiburg i/B. 1857.
192. Wiener medicinische Jahrbücher (Zeitschrift der Gesellschaft der Aerzte in Wien).
193. Pflüger's Archiv für die gesammte Physiologie.
194. Ziemssen's Handbuch der speciellen Pathologie und Therapie.
195. Verhandlungen der deutschen Gesellschaft für Chirurgie. Sechster Congress. Berlin. 1877.
196. J. L. Brachet, practische Untersuchungen über das Ganglien-nervensystem, übers. v. Flies. 1836.
197. Hufeland's Journal der practischen Heilkunde.
198. F. Penzoldt, die Magenerweiterung. Erlangen. 1875.
199. Chr. G. Ludwig, Institutiones physiologicæ. Coloniæ. 8⁰. 1785.
200. G. M. Gattenhof, Dissertationes medicæ et programmata. Vol. I. Heidelb. 8⁰. 1791.
201. J. Chr. Reil, Ueber Erkenntniss und Cur der Fieber. Halle. T. I. 1820.
202. K. A. Rudolphi, Grundriss der Physiologie. Bd. II. 2. Berlin. 1828.
203. Tiedemann und Treviranus, Untersuchungen über die Natur der Menschen. Bd. II. 1827.
204. Hannoversche Annalen für die gesammte Heilkunde. I. 1836.
205. G. Valentin, De functione nerv. cerebr. et n. sympathici. Bernæ. 1839.
206. J. W. Arnold, das Erbrechen. Stuttgart. 1840.
207. L'Union médicale. Paris.

208. Bulletin de la faculté de médecine de Paris. 1813. X.
209. Journal de Physiologie expérimentale par Magendie.
210. Otto Funke, Lehrbuch der Physiologie. Bd. I. 2. Aufl. 1858.
211. J. F. Meckel, Handbuch der menschlichen Anatomie. Bd. IV. 1820.
212. G. Colin, Traité de Physiologie comparée des animaux. 2. Bd. Paris. 1871. T. I.
213. The London medical Gazette.
214. Jahresberichte über die Fortschritte der Medicin von Canstatt und Virchow.
215. The Lancet, London.
216. Donders, Physiologie des Menschen, übers. v. Theile. 1856.
217. Volkmann's Sammlung klinischer Vorträge.
218. Henle und Pfeuffer, Zeitschrift für rationelle Medicin.
219. Henle, Handbuch der rationellen Pathologie. II. 2. 1854.
220. Fr. Roth, in Pester medicinisch chirurgische Presse. 1879. Separatabdruck.
221. Moleschott's Untersuchungen zur Naturlehre des Menschen und der Thiere.
222. Sitzungsberichte der kaiserlichen Academie der Wissenschaften in Wien.
223. Philosophical Transactions.
224. Everard Home, Lectures on comparatif anatomy. T. I. London. 4⁰. 1814.
225. Meckel's Deutsches Archiv für die Physiologie. IV. 1818.
226. Herbert Mayo, outlines of human physiology. London. 1827.
227. Denkschriften der Academie der Wissenschaften zu München für 1821—1822. Bd. VIII. Abtheilung der Klasse der Mathematik und Naturwissenschaften.
228. Comptes rendus des séances de l'academie des sciences.
229. Annales médic.-psychol. 1843.
230. Western Journal of medic. and phys. sciences amer. January. 1834.
231. Froriep's Notizen aus dem Gebiete der Natur und Heilkunde.
232. Berliner klinische Wochenschrift.
233. Virchow's Archiv für pathol. Anat. u. Physiol. u. für klinische Medicin.
234. Bichat, Anatomie générale. T. III. Paris. 1801.
235. Traube's Beiträge zur experimentellen Pathologie u. Physiologie. 1846.
236. L. de Séré, Du relâchement du pylore. 2. Ed. Paris. 1865.
237. Casper's Wochenschrift für die gesammte Heilkunde.
238. J. Hyrtl, Handbuch der topographischen Anatomie. Bd. I. 6. Aufl. 1871.
239. Leroux's Journal de médecine, chirurgie et pharmacie. T. 36. 1816.
240. Archiv für Psychologie und Nervenkrankheiten. Bd. VII.

241. J. G. Caragiosiadis, die locale Behandlung der Gastrectasie. Diss. München. 1878.
242. Kölliker's Zeitschrift für Zoologie. 1851. III. 1.
243. Commentaria academiæ Bononiensis. T. III. 1755. p. 280 ff.
244. H. Brunn, Experimenta circa ligaturam nervorum. Götting. 1753. In Chr. Fr. Ludwig Scriptores nevrolog. minores. 1792. 4⁰. T. II. p. 271 ff.
245. Nouveau Bulletin des sciences de la société philomatique. T. I. 1808.
246. Ducrotay de Blainville, Cours de Physiologie génér. et compar. T. II. 1829.
247. Legallois, Expériences sur le principe de la vie. Paris. 1812.
248. Reil's Archiv für die Physiologie. IX. 1809.
249. A. P. W. Philip, Ueber Indigestion und deren Folgen. Uebers. v. Hasper. 1823.
250. J. Fr. Lobstein, de nervi sympathici humani fabrica. Paris. 4⁰. 1823.
251. Archives générales de Médecine.
252. Réné Prus, recherches nouvelles sur la nature et le traitement du cancer de l'estomac.
253. Dieckhoff, de actione, quam N. Vagus in digest. cibi exerceat. Berol. 1835.
254. Bibliothèque universelle de Genève. Archives. T. 35. 1857. p. 77.
255. Huebbenet, Untersuchungen über den Magensaft. Diss. Dorpat. 1850.
256. Wagner's Archiv der Heilkunde.
257. Fowelin, de causa mortis post nervos vagos dissectos. Dissert. Dorpat. 1851.
258. Bulletin de l'academie. XVII. 18. 1852.
259. Bidder und Schmidt, die Verdauungssäfte und der Stoffwechsel. 1852.
260. E. Wolff, de functionibus nervi vagi. Diss. Berol. 1856.
261. Hartung, Ueber den Einfluss des Vagus auf die Bewegungen des Magens. Diss. Giessen. 1860.
262. Kritzler, Ueber den Einfluss des Vagus auf die Verdauung. Diss. Giessen. 1860.
263. Reichert und Du Bois-Reymond, Archiv für Anatomie und Physiologie.
264. Gazette hebdomadaire de Paris.
265. Nasse, Beiträge zur Physiologie der Darmbewegung. Leipzig. 1866.
266. Eckhard's Beiträge zur Anatomie und Physiologie. III.
267. Schweizerische Monatsschrift für practische Medicin. V. 1860.
268. Cl. Bernard, Leçons sur la physiol. et la pathol. du système nerveux. Bd. II. 1858.

269. A. Trousseau, Medicinische Klinik des Hôtel-Dieu in Paris. Uebers. v. Culmann und Niemeyer. Bd. III. 1868.
270. Journal de l'anatomie et de la physiologie. VI. 1869.
271. C. Greve, über den Brechact. Diss. Würzburg. 1874.
272. A. P. W. Philip, an experimental inquiry into the laws of the vital functions. 4. Ed. London. 1839.
273. J. Budge, Untersuchungen über das Nervensystem.
274. Niederrheinisches Organ. 1843.
275. C. G. Beer, de vomitu et vomitionibus. Diss. Halæ. 4⁰. 1742.
276. Jos. Lieutaud, Elementa physiologiæ. Amstel. 1749.
277. Quesnay, Essai physique sur l'œconomie animale. Paris. 12⁰. 1747. 3 Tomi.
278. Jenaische Annalen. Bd. II. H. 2. p. 196—234.
279. W. Ph. H. Wagner, Ueber die Percussion des Magens etc. Diss. Marburg. 1869.
280. Ch. Richet, du suc gastrique. Paris. 1878.
281. Jo Mayow, chemisch-physiologische Schriften. Uebers. Jena. 1799.
282. Hartelius, om Sjukgymnastiken etc. Stockholm. 8⁰. 1864.
283. L. Renaudin, de actione ventriculi humani in ingesta. Diss Argent. 4⁰. 1780.
284. Wiener medicinische Wochenschrift.
285. H. P. Leveling, Diss. sistens pylorum, anatom.-physiol. consideratum. Argent. 1764.
286. W. Cheselden, the anatomy of the human body. 8⁰. London. 1750.
287. Ed. Stevens, Diss. de alimentorum concoctione. Edinb. 1777; — im Thesaurus medic. disput. Edinensium. T. III. 1785. p. 471 ff.
288. Caldanus, institutiones anatomicæ. T. II. Ed. II. Lipsiæ. 1792.
289. E. de Schroeder, Succi gastrici humani vis digestiva. Diss. Dorpat. 1853.
290. The monthly Journal of medical science.
291. Correspondenzblatt rheinischer und westphälischer Aerzte. 1843. Nr. 17.
292. P. Flourens, Mémoires d'anatomie et de physiologie comparée. Paris. 4⁰. 1844.
293. Annales des sciences naturelles. 4. Série. 1854. Zoologie. T. II.
294. Jo. Chr. Cruse, Ventriculus humanus anat. et physiol. consid. Diss. Regiomont. 1788.
295. Medicinische Annalen. Bd. VII. Heft 4.
296. M. H. Romberg, Lehrbuch der Nervenkrankheiten. Bd. I. 3. Aufl. 1857.
297. Giornale della R. Accademia di Medic. di Torino. 1873.
298. Medicinisches Centralblatt. XII 17. 1874.
299. Mémoires du Museum d'histoire naturelle. IV. 1818.
300. Gazette des hôpitaux. Paris.

301. Rüdinger, Beiträge zur Morphologie des Gaumensegels etc. 1879.
302. J. Lebell, die künstliche Aufblähung des Magens zu diagnostischen Zwecken. Diss. Jena. 1879.
303. M. E. A. Naumann, Handbuch der medic. Klinik. IV. 1. 1834.
304. Recueil périodique d'observations de Médecine, Chirurgie, Pharmacie etc. 12⁰.
305. L. Delorme, Quelques considérations générales sur l'estomac. Thèse. Paris. 1810. Nr. 51.
306. W. Braune, im Universitätsprogramm. 1873. Leipzig. Bei A. Edelmann.
307. Morgagni, de sedibus et causis morborum. Neapoli. 1762.
308. Lallemand, observations pathologiques propres à éclairer plusieurs points de Physiologie. Thèse. Paris. 1818. Nr. 165.
309. J. Roussel, de indigestionibus. Diss. Argentor. 4⁰. 1779.
310. Gerson's und Julius' Magazin der ausländischen Literatur. XIII. 1827.
311. Canstatt, die Krankheiten des höheren Alters und ihre Heilung. 1839.
312. Gaz. di Milano. 1845. Nr. 22.
313. Rheinische Monatsschrift für practische Aerzte.
314. Rokitansky, Lehrbuch der pathologischen Anatomie. Bd. III. 3. Aufl. 1861.
315. H. Lebert, die Krankheiten des Magens. 1878.
316. Medicinische Zeitung der Vereine für Heilkunde in Preussen.
317. Maclachlan, a practical treatise of the diseases of avanced life. 1863. P. V.
318. Wilson Fox, diseases of the stomach. London. 1872.
319. Annalen der Charité zu Berlin.
320. Deutsche Klinik.
321. Clarus' und Radius' Beiträge.
322. Nederland Lancet.
323. Wiener (medicinische) Zeitschrift.
324. Niemeyer-Seitz, Lehrbuch der speciellen Pathologie und Therapie. 9. Aufl. 1874. I.
325. F. Damaschino, maladies des voies digestives. Paris. 1880.
326. G. van Swieten, Comment. in Boerhaave Aphorismos. Lugd. Bat. 1745. T. II.
327. Lorry, Essai sur les aliments. Paris. 12⁰. 1754.
328. W. Cullen, Anfangsgründe der practischen Arzneikunst, übers. 1789. Bd. III.
329. F. Morison, de Dyspepsia. Diss. Edinb. 1787.
330. Guil. Jones Evans, de Dyspepsia. Diss. Edinb. 1787.
331. J. Fletcher, de Dyspepsia. Diss. Edinb. 1790.
332. P. Elliot, de Dyspepsia. Diss. Edinb. 1791.
333. Guil. Ledger, de Dyspepsia. Diss. Edinb. 1792.

334. A. Ph. Wilson, de Dyspepsia. Diss. Edinb. 1792.
335. Jo. Maharc, de Dyspepsia. Diss. Edinb. 1793.
336. Jo. Brehier, de Dyspepsia. Diss. Edinb. 1797.
337. N. Powell. de Dyspepsia. Diss. Edinb. 1798.
338. G. Mure, de Dyspepsia. Diss. Edinb. 1798.
339. G. Campbell, de Dyspepsia. Diss. Edinb. 1798.
340. Thomas Logan, de Dyspepsia. Diss. Edinb. 1799.
341. Piercius M'Keoch, de Dyspepsia. Diss. Edinb. 1800.
342. Stone, treatise on the diseases of the stomach. London. 1821.
343. P. W. Philip, a treatise on indigestion. London. 1821.
344. Johnson, The medico-chirurgical Review. London.
345. Revue médicale française et étrangère.
346. C. Canstatt, Handbuch der medicinischen Klinik. IV. 1845.
347. H. E. Richter, Grundriss der inneren Klinik. 3. Aufl. Bd. II. 1856.
348. Dublin quaterly Journal of medical science.
349. Schweizerische Zeitschrift.
350. Th. K. Chambers, Digestion and its derangements. London. 1856.
351 Chomel, des Dyspepsies. Paris. 1857.
352. T. Bayard, Traité pratique des maladies de l'estomac. 1862.
353. Allgemeine Wiener medicinische Zeitung.
354. Oesterreichische Zeitschrift für practische Heilkunde.
355 C. F. Kunze, Compendium der practischen Medicin. 4. Aufl. 1871.
356. S. O. Habershon, The diseases of the stomach. 2. Ed. London. 1869.
357 J. J. Guipon, Traité de la Dyspepsie. Paris. 1864.
358. Michael Ettmüller, Kurzer Begriff der ganzen Arzneikunst. Leipzig. 1717.
359. J. C. Voss, de Cardialgia. Diss. Dorpat. 1833.
360. Jac. Detmers, de Cardialgia. Diss. Jena. 1742.
361. J. de Gorter, Praxis medicæ systema. Patav. 1752.
362. Hubert Marchand, de Cardialgia flatulenta. Diss. Argentor. 1754.
363. La Baume, de Cardialgia. Diss. Berol. 1839.
364. J. Fr. Scherffius, de spasmo ventriculi. Diss. Jena. 1743.
365. Haase, über die Erkenntniss und Cur der chronischen Krankheiten. 1817.
366. A. R. Schacht, de Cardialgia. Diss. Gryphiæ. 1849.
367. E. Haerting, de Cardialgia. Diss. Lipsiæ. 1827.
368. A. L. Burmeister, de Cardialgia. Diss. Rostock. 1840.
369. C. H. Tessmar, de Cardialgia. Diss. Halæ. 1849.
370. R. A. Kobitzsch, de Cardialgia. Diss. Gryphiæ. 1847.
371. Joh. Breuer, die hydrotherapeutische Behandlung der chronischen Magenverdauungsstörungen. Diss. München. 1878.

372. Charcot, Klinische Vorträge, übers. von Fetzer. 1874.
373. Charcot, Leçons sur les maladies du système nerveux. T. II. 1877.
374. Swan, treatise on diseases and injuries of the nerfs. London. 1834. p. 170.
375 Longet, Anatomie und Physiologie des Nervensystems, übers. von Heim. 1849.
376. Henoch, Klinik der Unterleibskrankheiten. 1854.
377. Vauthrin, de l'influence des exercices phys. sur les fonct. digest. Thèse. Paris. 1860.
378. T. Gallard, Clinique médicale. Paris. 1877.
379. W. Schüren, Ueber Lage, Grösse und Gestalt des Magens. Diss. München. 1876.
380. J. G. A. Gundlfinger, de Cardiogmo. Diss. Argent. 1747.
381. J. C. Peyer, Merycologia. Basileæ. 1685. (lib. I. cap. VI.; lib. III. cap. III.).
382 Bartholinus, Historiarum anatomicarum et medic. Cent. vet. VI. Hafniæ. 1661. Cent. V. hist. XVI. — und Anat. reform. Lugd. Bat. 1751. lib. I. cap. IX. p. 50.
383. Schurig, Chylologia. Dresden. 1725. cap. IV. § 13.
384. F. Cambay, sur le Mérycisme. Thèse. Paris. 1830. Nr. 213.
385. Th. Rossbach, Ueber den Merycismus. Diss. Jena. 1865.
386. Adrien Dumur, de la paralysie du Cardia ou Mérycisme. Diss. Bern. 1859.
387. G. R. Bentschneider, de ruminatione humana. Diss. Götting. 1774.
388. Arnold, Bemerkungen über den Bau des Hirn und Rückenmarks. Zürich. 1838.
389. Bamberger in Virchow's Handbuch der spec. Path. und Ther. Bd. VI. 1. 1855.
390. K. Chr. Hempel, Ueber das Wiederkäuen des Menschen. Jena. 1859.
391. Rhodius, observationes medicæ. Patav. 1657. cent. II. obs. 59.
392. Nesse Hill, Essai on the prevention of insanity.
393. Jos. Frank, Praxeos medicæ universæ præcepta. Lipsiæ. 1811. P. III. Vol. I.
394. J. P. Frank, de curandis hominum morbis. Ticini. 1792. T. V. P. II.
395. Heidelberger medicinische Annalen.
396. Mémoires de l'academie royale des sciences de Toulouse.
397. L'Institut.
398. Annales de la société de médecine pratique de Montpellier.
399. Corvisart, Journal de Médecine, Chirurgie, Pharmacie.
400. Morgagni, de sedibus et causis morborum. Venet. 1761. Ep. 29. Art. 4 u. 5.

401. Blumenbach, Handbuch der vergleichenden Anatomie. Göttingen. 1805.
402. Göttingische gelehrte Anzeigen.
403. Schmidtmann, Summa observationum medic. Berol. 1829. Vol. III. Cap. VIII.
404. Heiling, das Wiederkauen beim Menschen. Dissert. Nürnberg. 1823.
405. Lynceus Faber, Exposit. histor. mexic. N. A. Recchi.
406. R. A Vogel, Prælectiones de cognoscendis et curandis præcipuis corporis humani affectibus. Lausannæ. 1781. P. II.
407. Horstius, Centuria problematum medicorum θεραπευτικῶν; accessit consultat. et epistol. de re medica varia. Norimb. 1636. Sect. II.
408. Annales de la société de Médecine d'Anvers. 1861. April u. Mai.
409. Berner, æger ruminans cum asthmate hypochondriaco. Diss. Halæ. 1709.
410. Nuovi commentari di medicina e di chirurgia. Padova. 1818. I. semestre.
411. S. G. Vogel, Anthropologische und medicinische Erfahrungen. Stendal. 1805.
412. S. G. Vogel, Handbuch der practischen Arzneiwissenschaft. Stendal. 1816.
413. Tarbes, im Recueil périod. de la soc. de Méd. de Paris, red. par Sédillot. T. 46. 1813 — und Annales clin. de Montpellier. T. XXX. p. 228; T. XXXI. p. 311; 2. Série. T. IX. p. 88.
414. Burgoverus, Diss. de ruminatione humana. Basileæ. 1626; — in Disputationes Basilæ. Dec. VII. Disp. III.
415. Horstius, opera medica. T. II.
416. Marcus Herz, Briefe an Aerzte. 1784. Berlin. II. Sammlung. 4. Brief.
417. Boissier de Sauvages, Nosologia methodica. Edit. in 4⁰. T. II.
418. Academie des sciences de Turin. 1810.
419. Selle, medicina clinica. Berlin. 1797.
420. Monthly archiv.
421. Girtaner, Ausführl. Darstellung des Darwin'schen Systems. Götting. 1799. Bd. II. c. 40. II.
422. Gregory, Uebersicht der theoret. Arzneiwissenschaft. a. d. Lat. 1784. § 664.
423. C. Berg, die totale spindelförmige Erweiterung der Speiseröhre. Diss. Tübingen. 1868.
424. Memoirs of the medical society. Vol. II.
425. A. G. Richter, die specielle Therapie. Berlin. 1816. Bd. IV.
426. Hecker, Kunst, die Krankheiten des Menschen zu heilen. T. II. Erfurt. 1809.
427. Buxton, Diss. enarrans ruminationis humanæ casum. Göttingen. 1802.

428. Salmuth, observat. medic. centuriæ tres. Brunswig. 1648. Cent. I. obs. 100.
429. G. H. Velschius, observat. medic. episagmata centum. 4⁰. 1668. Nr. XXXVI. p. 23.
430. Carl, medicinische Rathschläge. Buding. 1733.
431. de Gorter, Praxis medicæ systema. Francof. 1755. T. II. § 368.
432. Unzer, Der Arzt, eine Wochenschrift. Hamburg. 1769. Vol. VI. p. 478.
433. Isenflamm, Versuch einiger pract. Anmerkungen über die Muskeln. Erlangen. 1778. § 172.
434. Darwin, Experiments etablishing a criterion between mucilaginous and purulent matter, and an account of the retrograde motions of the absorbent vessels of animal bodies. Lichfield. 1780.
435. Cullen, Elements de médecine pratique. traduit français. Paris. 1819. Nr. 1190. p. 320.
436. Goldhagen, Diss. de ruminatione humana, singul. casu illustr. Halæ. 1783.
437. Bretschneider, de ruminatione humana. Diss. Halæ. 1783.
438. Pipelet, de vomituum diversis speciebus accur. disting. Paris. 1786.
439. Meyer, Diss. de ruminatione humana. Erlangen. 1792.
440. Sömmering, von dem Bau des menschlichen Körpers. Francof. 1796. Th. V. p. 278.
441. Gaub, Anfangsgründe der medic. Krankheitslehre, übers. von Gruner. Berlin. 1797. § 797.
442. Starke, Handb. zur Kenntniss und Heilung innerer Krankheiten. Jena. 1799. Th. II. § 147.
443. Wichmann, Ideen zur Diagnostik. Hannover. 1802. Bd. III. p. 167. 174.
444. Hegewisch in Horn's Archiv für medic. Erfahrung. 1809. Sept. p. 107.
445. J. P. Frank, de curandis hominum morbis epit. Venet. 1816. lib. V. P. II. sect. II. p. 5.
446. Schmalz, Versuch einer medic.-chir. Diagnostik in Tabellen. Dresden. 1816. p. 209.
447. Conradi, Grundriss der besonderen Path. u. Ther. Marburg. 1820. Th. II. Bd. 2. § 1345.
448. Palm, vomitus adumbratio pathologica. Diss. Berlin. 1820.
449. Carolus Barth, de ruminatione humana. Diss. München. 1820.
450. Heymann, in Casper's wissensch. Not. a. d. krit. Repert. Berlin. 1830. Bd. 36. H. 1—3.
451. Marshall Hall, on the diseases and derangements of the nervous system. London. 1841.
452. Nasse, im Westphäl. Correspondenzblatt. 1842. Nr. 7, (auch in *214.* 1841. I. p. 68).

453. Hosemannus, in Sachs' medicinischer Centralzeitung. III p. 42.
454. Pierres, medicinisches Realwörterbuch, sub. „Wiederkäuen".
455 Hirzel, Notice sur deux jeunes aveugles sourds-muets. Genève. 1847.
456. Bischoff, Physiologie. T. I. p. 254.
457. Bérard, Cours de physiologie. Paris. 1849. T. II. p. 274.
458. J. M. H. Carstenn, ruminationis humanæ casus. Diss. Kiliæ. 1850.
459. G. C. Reiffer, Stat. Bemerk. zur Lehre von den chronischen Magenkrankheiten. Diss. Zürich. 1850.
460. Ernst Brand, die Stenose des Pylorus. Diss. Erlangen. 1861.
461. Landerer, die angeborene Stenose des Pylorus. Diss. Tübingen. 1879.
462. Wiener medicinische Presse.
463. Anton de Haen, Ratio medendi. Pars VI. Viennæ. 1763.
464 Lucien Corvisart, Collection de mémoires sur une fonction méconnue du Pancreas. Paris. 1857.
465. Nouveau Dictionnaire de Médecine et de Chirurgie pratiques. T. XIV. Paris. 1871.
466. Ducrotay de Blainville, Propositions extraites d'un essai sur la respiration. Thèse. Paris. 1808. Nr. 114.
467. Ratier, im Journal universel et hebdom. de Médecine. T. III. Nr. 162. p. 185.
468. Cruveilhier, Traité d'anatomie descriptive. Paris. 1874—1876. T. II.
469. Todd's Cyclopædia of Anatomy and Physiology.
470. Raymond, des Dyspepsies, Thèse de concours. Paris. 1878.
471. Sappey, Traité d'anatomie descriptive. 2. Ed. T. IV. 1873.
472. Luschka, die Anatomie des Menschen. Bd. II. 1863
473. Henle, Handbuch der systematischen Anatomie. Bd. II. 1866
474. Kuss und Duval, Cours de Physiologie. Paris. 1879.
475. Beaunis, Nouveaux éléments de Physiologie humaine. Paris. 1876.
476. Béclard, Traité élémentaire de Physiologie. Paris. 1856.
477. C. Ludwig, Lehrbuch der Physiologie des Menschen. 1861. Bd. II.
478. Alfonsi, de la Gastrectasie. Thèse de Paris. 1876. Nr. 28.
479. Leubuscher, Handbuch der medicinischen Klinik. Bd. I. 1859.
480. Foster, a text book of physiology. London. 1879.
481. The medical and surgical reporter. Philadelphia.
482. The medical Times. Philadelphia.
483. Journal des connaissances medico-chirurgicales (Revue de thérap. medic.-chirurg.).
484. Moreau, Considérations générales sur les Dyspepsies. Thèse. Paris. 1864. Nr. 6.

485. Bulatowicz, de partibus, quas nervi vagi in vomitu agunt. Diss. Dorpat. 1858.
486. Allgemeine Zeitschrift für Psychiatrie.
487. Wiener Klinik.
488. Gil, sur l'insuffl. d'air dans l'appareil gastrointestinal Thèse. Paris. 1878. Nr. 334.
489. Hermann's Handbuch der Physiologie.
490. M. J. Rossbach, Lehrbuch der physikalischen Heilmethoden. 1881.
491 F. Klaussner, Studien über die Muskelanordnung am Pylorus der Vertebraten. 1880.
492. Rüdinger, topographisch chirurgische Anatomie des Menschen. T. I. 1873.
493. Pavy, a treatise on the function of digestion. London. 1869.
494. Monro, Morbid anatomy of the human gullet, stomach and intestines. 1811.
495. Calot, des rétrécissement intrinsèques du pylore. Thèse. Strasbourg. 1865. Nr. 843.
496. The medical Times and Gazette.
497. Soutzo, considérations sur la dyspepsie essentielle. Thèse. Paris. 1865. Nr. 95.
498. Voigtel, Handbuch der pathologischen Anatomie. Bd. II. 1804.
499. Edinger, Untersuchungen zur Physiologie und Pathologie des Magens. Leipzig. 1881.
500. Gerhardt's Handbuch der Kinderkrankheiten. Bd. IV. 2. Abth. 1880.
501. The British medical Journal.
502. Allgemeine medicinische Centralzeitung.
503. E. Strauss, über Magenerweiterung Diss. Berlin. 1873.
504. Le Poil, de la dilatation de l'estomac. Thèse. Paris. 1877. Nr. 522.
505. Hartmann, Compendium der speciellen Pathologie u. Therapie. 1866.
506. Deutsche medicinische Wochenschrift.
507. Thomas, Consid. sur le maladies de l'estomac. Thèse. Paris. 1858. Nr. 246.
508. V. Bros, des rétrécissements du pylore. Thèse. Strasbourg. 1868. 3. Série. Nr. 89.
509. Groetschel, Ueber Gastroectasie. Diss. Berlin. 1875.
510. Paul Wald, Ueber Magen-Ektasie. Diss. Berlin. 1872.
511. Correspondenzblatt für Schweizer Aerzte.
512. Lindenau, ein Fall von Magenerweiterung wegen Stenose des Pylorus. Diss. Berlin. 1876.
513. New-York medical record.
514. Nave, Considérations sur la dyspepsie stomacale. Thèse. Paris. 1866 Nr. 61.
515. Sudour, Essai sur les dyspepsies. Thèse. Paris. 1874. Nr. 331.

516. Edinburgh medical Journal.
517. Pernietti, Med. prat. lib. III. sect. II. cap. VIII.
518. Valmont de Bomare in Dictionn. des sciences naturelles. T. II. p. 239.
519. Hildenbrand, ratio medendi. Pars I. p. 105.
520. E. Gintrac, Fragments de méd. prat. et d'anat. pathol. Bordeaux. 1841. p. 137.
521. Copland im Art. „Rumination" des Dictionary of practical Medecine.
522. Milne Edwards, Leçons sur la physiologie et l'anatomie comparative etc. VI. 1850. p. 330.
523. Armaingaud, Essai sur la rumination humaine. Thèse. Paris. 1867. Nr. 191.
524. Guichard, des rétrécissements intrinsèques et non cancéreux du pylore. Thèse. Paris. 1874. Nr. 207.
525. Lebert, Handbuch der practischen Medicin. 1859. Bd. II.
526. Jahrbücher für Kinderheilkunde.
527. Georg August Langguth, de motu peristaltico intestinorum. Diss. 1742.
528. Vogel u. a., Archiv für wissenschaftliche Heilkunde.
529. A. Ferber, Situsphantom der Organe der Brust und der oberen Bauchgegend. 1877.
530. Schola salernitana de conservanda bona valetudine. Frankfurt. 1545.
531. Büchmann, die geflügelten Worte.
532. Ernst Wagner (Uhle und Wagner), Handbuch der allgemeinen Pathologie. 1876.
533. J. Cohnheim, Vorlesungen über allgemeine Pathologie. 1880. Bd. II.
534. E. Brücke, Vorlesungen über Physiologie. I. 2. Aufl. 1875.
535. E. Dietz, Neue Beobachtungen über die Hernien des Zwerchfells. Diss. Strassburg. 1881.
536. Hueter und Lücke, Deutsche Zeitschrift für Chirurgie. 1882. Bd. XVI. p. 260.

NAMENVERZEICHNISS.

NACHTRAG.

Nach vollendetem Druck dieser Schrift erschien ein Vortrag von H. Dr. Jacob Schütz über die motorischen Functionen des Magens (Prager med. Wochenschrift, 1882, Nr. 11) worin zwei merkwürdige Beobachtungen an kranken menschlichen Mägen mitgetheilt werden.

1. Bei einem alten abgemagerten Mann sei der Magen bedeutend erweitert und in seiner Totalität so tief herabgesunken gewesen, dass man die grosse Curvatur des Magens einen Querfingerbreit oberhalb des Nabels habe tasten können. (Wie kann man bei solchem Stande der grossen Curvatur von einem tiefen Herabsinken des Magens sprechen?) An diesem Magen hat Dr. S. entsprechend einer Linie, die er sich von der Mitte der Rippenknorpel (welcher?) nach abwärts gezogen dachte, eine die ganze Höhe der vorderen Magenwand einnehmende, mässig tiefe Einschnürung gesehen, von welcher sich antiperistaltische Bewegungen unter den linken Rippenbogen zogen, um im nächsten Augenblicke als peristaltische Bewegungen zur Stelle der Einschnürung zurückzukehren; waren sie da angelangt, so löste sich die Einschnürung, die peristaltische Bewegung setzte sich auf den Pylorustheil fort, verschwand unter dem rechten Rippenbogen, kehrte im nächsten Augenblicke als antiperistaltische Bewegung des Pylorustheiles zurück, womit wieder die Einschnürung zum Vorschein kam, und so begann das beschriebene Spiel wieder von Neuem. — Es ist nicht angegeben, ob der Autor die Richtung der peristaltischen Bewegung nur

mit dem Auge bestimmte oder durch noch andere Mittel. Das Auge kann sich hier leicht täuschen, da die sich folgenden Wellenberge häufig sehr ungleich sind; taucht eine kleine Welle zur linken Seite einer grossen auf, so kann es aussehen, als wenn die grosse Welle linkshin fortschreite, während sie sich rechtshin verliert. Ohne die Controle des tastenden Fingers lässt sich desshalb über die Richtung, nach welcher die Welle fortschreitet, mit voller Sicherheit nicht entscheiden. Dann vermisst man den Nachweis, dass die vom Autor gesehenen Bewegungen wirklich am Magen vor sich gingen. Das ausgedehnte Colon transversum ist schon öfter für den Magen genommen worden, selbst ausgedehnte Dünndarmschlingen können dafür imponiren, ja es kann vorkommen, dass Ectasia stomachi und coli neben einander bestehen und die Bewegungen des Colon für die des Magens genommen werden (Beob. v. Prof. Kussmaul). Man muss desshalb durch den Frerichs'schen Versuch mit Gasauftreibung des Magens und durch nachfolgende Ausspülung desselben den Beweis dafür liefern, dass es wirklich der Magen ist, dessen Bewegungen durch die Bauchdecken gesehen und getastet werden. Dies hat der Autor aber nicht gethan und seine Angaben sind desshalb von zweifelhaftem Werthe.

2. Bei einem älteren Manne, der an heftigen cardialgischen Anfällen litt, fand der Autor während der Schmerzanfälle jene Form von tetanischem Krampfe des Magens, welche S. Mayer (Hermann's Handb. d. Physiologie, Bd. V, Theil II, Lief. 1) bei Kaninchen beobachtete, bei denen er den Halstheil des Vagus durch den Inductionsstrom reizte, und welche nur getastet, aber nicht gesehen werden könne. Während des Krampfanfalls habe sich hier an der Grenze des Pylorustheils eine tiefe Einschnürung tasten lassen, während der Pylorustheil 2 bis 3 Minuten in tetanischem Krampfe verharrt habe. Der Cardiatheil sei dabei erschlafft geblieben. Nachdem der tetanische Krampf im Pylorustheil etwa 2—3 Minuten angedauert habe, sei er bei andauernder Einschnürung nunmehr im Cardiatheile (antiperistaltisch nennt es H. Schütz) aufgetreten, während der

Pylorustheil erschlafft sei. Dieses wechselnde Spiel habe sich im Anfall öfter wiederholt. Der Kranke habe diese Bewegungen selbst empfunden und sie mit der eines Wagebalkens verglichen.

Hoffentlich hat der Autor richtiger beobachtet als er citirt. Insbesondere sind seine Behauptungen über die Stellung von Prof. Kussmaul zur Frage von der Rotation des Magens irrig, am allerwenigsten hat Kussmaul das Vorkommen der Rotation, das er nur unter ganz besonderen Umständen (bei erschlaffter Bauchwand) zugibt, durch ein so ungeschicktes Experiment, wie es H. Schütz ihm zumuthet, beweisen wollen.